首度呈现子宫内未被人知的世界
一部攸关中国女人与后代的醒世读本

首度呈现子宫内未被人知的世界

一部攸关中国女人与后代的醒世读本

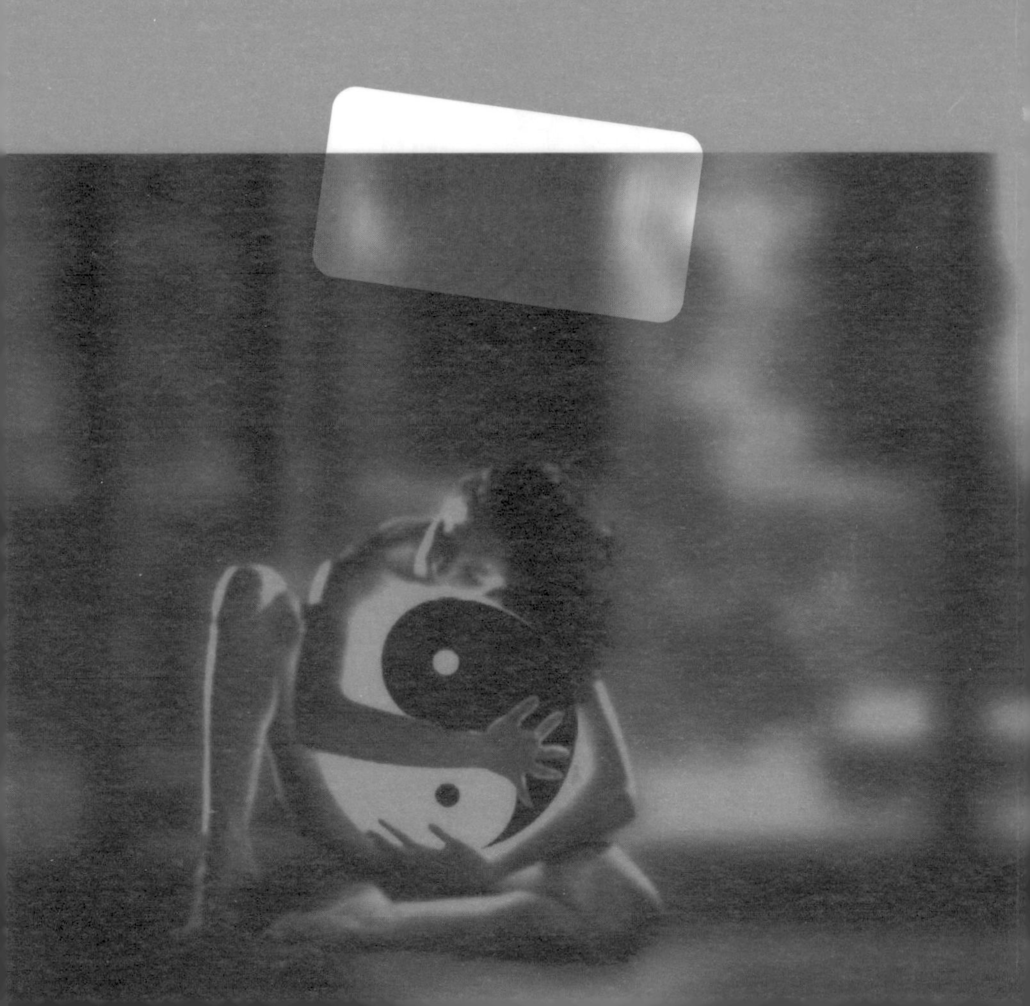

田原寻访中医系列

子宫好女人才好2

田原／著

中国医药科技出版社

内 容 提 要

本书为“田原寻访中医系列”丛书之一。作者田原继2011年出版《子宫好女人才好1》后，对“国家级非物质文化遗产”，傅青主女科正统传人，传承800余年的山西平遥道虎壁王氏女科其中一脉，进行了后续更深入地采访。

本书以田原和王氏女科的现场访谈稿为基础，以“子宫好女人才好”为核心思想，王氏女科第28代、第29代支脉，全面、深入地解析现代女性的健康问题始末，并首次公开大量祖传绝学、好方。帮助女性解决身心困惑，为医学界对妇科疾病的深入认识和治疗提供了全新的视角。

图书在版编目（CIP）数据

子宫好女人才好．2 / 田原著．—北京：中国医药科技出版社，2014.6（2024.10重印）

（田原寻访中医系列）

ISBN 978-7-5067-6797-2

Ⅰ.①子… Ⅱ.①田… Ⅲ.①女性–保健–基本知识 Ⅳ.①R173

中国版本图书馆CIP数据核字（2014）第092059号

出版　中国医药科技出版社

地址　北京市海淀区文慧园北路甲22号

邮编　100082

电话　发行：010-62227427　邮购：010-62236938

网址　www.cmstp.com

规格　650×950mm 1/16

印张　15 1/2

字数　179千字

版次　2014年6月第1版

印次　2024年10月第9次印刷

印刷　大厂回族自治县彩虹印刷有限公司

经销　全国各地新华书店

书号　ISBN 978-7-5067-6797-2

定价　32.00元

编者的话

2011年12月，《子宫好女人才好》问世。这是一本写给天下女人的书。

从此，众多的女性才知道，在山西南部的一个小县城里，住着这么一户传承了八百多年的“王氏女科”；第一次知道，在摆放冰冷器械的现代妇科诊室之外，还有传承了29代的“王氏女科”，这其中的四个兄弟，被田原访到，他们不穿白袍，没有“专家”头衔，本份地守在祖辈们生活了几百年的土地上，用自己的生命，传承着祖上传下来的医术、秘方，专给女人把脉，专给女人诊病、看病、拿捏方案，专给女人重燃生机的希望。

他们愿意倾听女人的心事，做她们的蓝颜知己。诊室也是聊天室，聊得多了，听得久了，他们会停下开处方的手，黯然神伤，和她们一起流泪。被现代化的女人啊，被种类繁多的女人病折磨着，还有对女儿身仍懵懂的女孩们、准妈妈们、熟女们、妇人家们……他们心痛、忧虑着。

距《子宫好女人才好》的出版已经一年多的时间，不断有读者来信、来电，普遍热切地想向我们倾诉，如何被书中“王氏女科”的观点所震撼和感动，如何从中重新认知了自己做为女人的身体、生命，以及生为女人的可喜、可叹和可贵。有很多读者，克服路途遥远，亲自到山西去找“王氏女科”看病，到了平遥古城边的小县城，却疑惑的发现，不知哪里去寻那兄弟四人，似乎这里遍地都是“王氏女科”……还有更为广大的读者，感觉意犹未尽，希望获得对女性本体，尤其是关于妇科疾病，如子宫内膜异位、月经病、不孕、不育等，更为详细和全面的解读，得到更多养护身体、养护子宫的方法。

我们也觉得，做为数百年传承的中医家族，“王氏女科”还有许多丰富的内涵需要挖掘。基于此，田原老师数次赶往山西，继续深入对话，陆续开始写作这部《子宫好女人才好 2——一个女人与八百年女科的深度对话》。

女人的子宫就是土地，它应富饶而肥沃。所谓女儿家要“富养”——“富”字，宝盖底下“一口田”，想要富养女儿的妈妈们，是否曾经静下心来仔细想过，究竟要给她们以充裕的物质财富，还是自小就教会她们：生为女儿家，她的身体、生命，原是上苍的恩赐和点化，是如此的美丽、尊贵，而唯有爱护、守护好自己的子宫，养护好那一口田地，女人才能真正成为完整的女人，女儿才能成为真正的“千金”。

然而，从女儿到女子，再到妇人，做为一个女人，究竟经历了什么？错过了什么？竟尔造成了那块隐秘田地的土壤干涸、枯竭，成了板结、盐碱地，以至于种不下孩子，经历着不孕、不育、胎停育、习惯性流产……？蓦然回首，才惊觉田地已经荒芜，彻底失去天赋于女人应有的光泽。

——怀孕初期，哪个阶段对胎儿存亡至关重要？

——有哪些方法，能够整理好自己的土壤，固护好刚刚埋下的“种子”，最大限度地避免意外发生？

——好女人，怎样才能有一个好子宫，怀得上，生得下，并让自己美丽而青春着。

……

以上问题，透过与“王氏女科”两代传人的对谈，我们都将在这部《子宫好女人才好2——一个女人与八百年女科的深度对话》一书中，尽可能地给出答案。

看病是该这么看的：其一，看病的人；其二，看人的病；其三，问对问题，找对根源，然后给出对的方案——上下八百年，传承至今第29代，“王氏女科”就是这么看病的！而通过这本书，他们将数百年家传，将古人的智慧及对女人的呵护之情，无私地教授给天下女人，让每一个女人，都能了解自己，并懂得更好地爱自己。

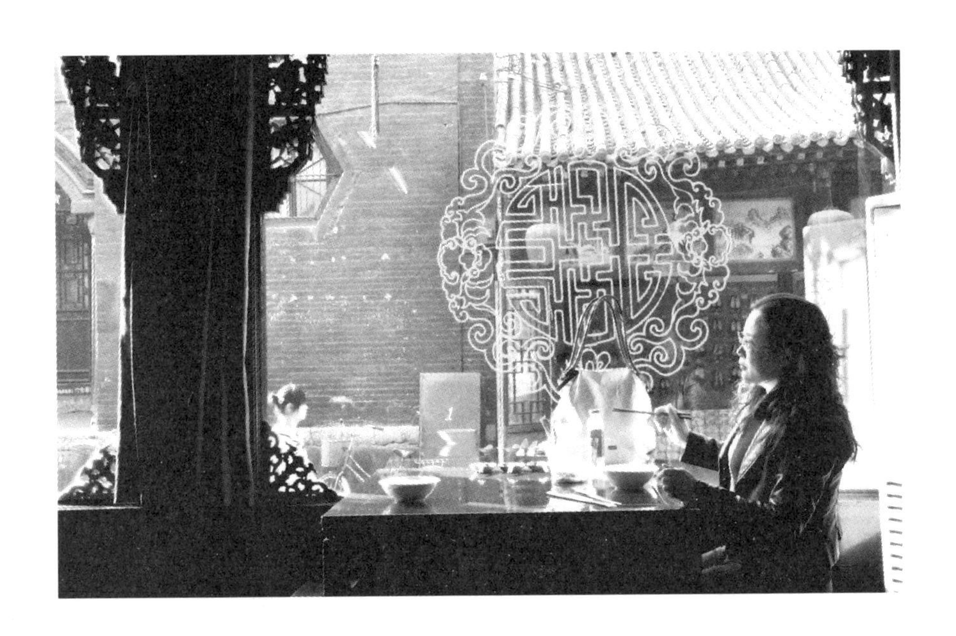

一天的采访结束，坐在桌前，点上一碗清粥，两三个简单的小菜，就着阳光和窗外的砖瓦飞檐，美美地吃上一顿。相比流淌着流行乐的咖啡馆、快餐店，更爱平遥古城小客栈里慢慢行走的时光，召唤着做为一个东方女性，灵魂深处的温顺如水。一瞬间，多想穿越时空，对话古时的同胞姐妹，看看她们的日子……

自 序

回望女儿路

六年前，一份电子来信连接了我和“山西道虎壁女科”的缘分。

那会儿，我刚刚在一场中西医的“遭遇战”中脱身。我的一位老家表姐，长我两岁，持续很久的子宫内膜增生、肌瘤，让她月经紊乱，经血长流，最终不得已接受无痛清宫术，将增厚的子宫内膜人工“除草”。她说：怀着巨大的恐惧接受现代医学手段，原以为可以圆满解决问题，没想到，遭遇战刚刚打响，此后两年，仍然如故，从一个貌美如花的美妇人，转身将要成为黄脸辣婆，情绪暴躁、河东狮吼……好在我有国内众多中医专家，他们是我的采访对象，也是我的医生和朋友。中药的调理与女人生命文化的启蒙，最终，表姐得救了。

就在这个时候，我收到这封陌生的电子邮件——王浩，这个中医药大学毕业生、“道虎壁女科”第 29 代传人，他语气激动，心情迫切，为自己的父辈骄傲，也为他们的孤寂不平。“田老师，咱家已经有看不过来的病人，为什么写信给您，目的只有一个，请田老师访问他们，听他们聊聊中医，聊聊祖传的技术，聊聊女人病的来由，让他们知道自己有多么了不起……”

2008年那个春天，我集中时间采访八百年传承的道虎壁女科。这“一组”传人（后来知道道虎壁女科还另有支脉）——以王楷明大哥带领的四兄弟和我初次见面倍感亲切，所谈观点让我耳目清新。接下来的两年时间，我倾心写作《子宫好女人才好》。没想到，书一出版，反响很大，在大陆和台湾都得到了读者的喜欢。我的邮箱经常满满的读者来信，除了感谢之词就是要去山西道虎壁看病。还有去了那里，却找不见他们云云……我为不能一一回答深表歉意。偶然一天，在中研院读研究生的女儿和我说：妈妈，以后不要送朋友《子宫》这本书了。她给我讲了自己的一个想法，本来当作礼物送给朋友的妈妈，但是，她看到了对方的尴尬——这个40岁的妈妈已在几年前切除了子宫。她说，真不知道谁还有子宫，谁没有子宫？！

一语落地，心下轰鸣，我意识到，关于女人、关于子宫的话题远没有完结，也许只是冰山一角。我开始做更充分的采访与写作准备。

2012年10月至去年4月份，我几度再来山西，在介休、平遥、太原往返数十日，继续关于《子宫好女人才好》的深度采访。

访谈是连轴转的，黑天昏地的追问，早晨我可以不吃饭，和大哥、三哥一起门诊临床，望闻问切。中午和他们一起走进路边风味小店，一碗五块钱的“抿蝌蚪”热气腾腾，顺着碗边呼噜噜、呼噜噜抿着下肚，满口面香，下午再谈，夜晚“熬鹰”……如此反复。访谈真情实意，信息量之大，感受之深切，他们甚至给出了很多、考虑尽可能周全的经方、祖传经验方，其间碰撞出的火花让大家欢喜不禁。

随后，这个访谈搁置了大半年的时间，我背着行囊，告别山西，重新走在寻访路上。走了很久，访了很久，很多人。终于感觉大脑内存拥挤，几近爆棚。返京，回家。除了能找到家门，家里任何物件都陌生了。停下来发呆发傻，清理、分门别类脑磁盘，酝酿进入创作状态。一天、两天、三天、一周……我慢慢回到了山西道虎壁，回到大哥家里的阳光小院，看燕子回巢，回到我们不断变换的采访场景，回到了我们谈话时的激情碰撞，以及众多女人故事……

再写《子宫 2》，我竟然有些难抑的伤感。

坐下来，看着录音笔里面的声音由音频转化为文字，静静地在电脑屏幕上等待，开始写作了，我有些控制不住自己的情绪，心头涌动潮水，心情有些许复杂，为王氏家族的寂寞传承，苦苦守候；为天下女人美丽伤疼之旅；为时代之纠结，也堪忧女儿们的未来；也为自己人到中年……窗外是深秋北京，抬眼望去，为我的伤感铺满了一地金黄落叶。

去年 9 月，海峡两岸图书交流会，我没有跟队去台中、台南观光，独自在台北住了十天，体会一个女人的台北。旗袍，纱伞，在台北的月光下穿街走巷……在金石堂，诚品书店，我看见了《子宫好女人才好》这本书，清静，端雅，如一袭绢绣，静静地述说女人性命故事。在诚品给朋友买茶，和一美丽的店长聊起，她竟然很快就买回一本。我惊讶台湾的女孩子可以如此轻信一个陌生顾客的建议！而后的几天，我找到了答案——《子宫好女人才好》这本书在台湾获得了极好的口碑。走在台北的每一处文化景致，想象台湾的姐妹看着她们需要并且喜欢的《子宫好女人才好》，心里满是喜悦。

在国内，访谈体图书已经形成了“田原寻访中医”的成熟模式，拥有众多粉丝，我和他们一起成长。不停的追问，是因为生命不息，疑惑不止；不停的追问与解答，也有崇尚古之品质，追求古籍的文风与神韵。也是很多读者之意。《子宫 2》保留了原滋原味的访谈现场，为了集中阅读，我的编辑们用心地进行了归类，感谢她们的真诚付出。

喜欢台湾的静，喜欢诚品，喜欢台湾的美食，喜欢台湾的士司机温文尔雅，喜欢台湾女孩的嗲声嗲气……这本《子宫 2》同时在台湾出版，就当我给台湾姐妹的新年祝福吧。

这篇自序，我在北京一所星巴克完成，连续的奔波采访，让我觉得不管是家还是办公室，都没有了写作的空间。为了找回感觉完成自序，我接受了女儿的建议，去小资们喜欢的地方吧，喝着咖啡，搂着苹果，也许好文字就翩翩而至了。事实是，小资的氛围不是我笔下、书里面的东西，无奈，现代化生活随时都在营造我们的心灵空间，无数人也许早已做了随波逐流的体验者，心灵闭关，视而不见身边的浮夸与鸹噪如荒草蔓延。

闻香识女人，侧目，身边坐着一位金发碧眼的女郎，真个美丽如花！头顶蓝色线帽，长长的辫子梳在我这一边，淡淡香气，优雅吃着甜点，耳畔刀叉交错，声音轻脆二三……在不经意间，又安静了很久，侧目，一本厚厚的书，和她已成一幅动人图画。

愿天下女人如花绽放，如溪水静流！

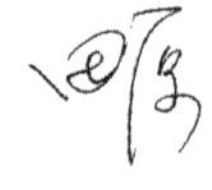

2013 年 12 月 21 日于北京

目　录

子宫第二乐章：面对肿块

子宫第三乐章：面对周期

我想起女儿和身边的年轻女性朋友们，在说起自己生理期种种不顺的时候，往往也会提到感冒。要么是每次感冒后没多久，月经就到了；要么是一来月经保证感冒；要么是月经刚走就染上感冒。月复一月，总是如此。

古时候医家的经典，你要分析他的成书年代。以前都是什么？都是战乱，饥荒。《伤寒论》是怎么出来的？贫苦、瘟疫，这是历史背景。而现在人们得各式各样病的原因是什么？白面吃得多了，好的吃得多了，吃得太好了。

我们王氏女科对血块的大小特别有讲究，这个血块到底是指甲盖大？还是绿豆大？还是黄豆大？还是像馒头一样大？这个血块大小特别重要，也是傅青主先生和王氏妇科强调的问题之一。

血府这个方子，就是月经先期，来月经的病人，一个肚子疼，一个乳房痛，憋气，走不通，走的是发黑的。这个病患肯定脾气不好，她的病气会往上走，甚至流鼻血，头疼，睡觉不好。

子宫第四乐章：面对子宫

子宫第五乐章：面对女身

子宫第六乐章：面对医生

子宫后话：每一次诊断，都是八百年的香火庇荫

附：闺蜜分享

楔　子　谁为女人落泪

2012 年 10 月，趁着应邀来山西会议，刚在太原落脚，就给大哥王楷明打电话，邀请他们从平遥和介休[①]来太原，约好见面。

太原，这座以“大”闻名，拥有两千五百年厚重历史的古老城市，搭乘现代化快车富裕起来的同时，也变得些许壅塞。想来住在平遥古城边上的三哥王华真是幸福，能在那个古意的小镇生活、行医，不问世事，安守宁静。

大哥王楷明的儿子王浩，现在太原市中心的一家医院出诊，因此来得最早。身为一个 80 后[②]的“大男孩”，王浩的性格，不同于长辈们的内敛、保守，而更开朗、外向，乐于表达，他太有当演员的特质，讲起家里人或者病人的故事来，有情节、有表情、有动作，煞是生动、精彩。一进门，趁着两位长辈还没到，王浩就先讲了一个三叔看病的故事：

“有个男的，去三叔那儿看病去了，三叔说我只看女人的病，男人的病我不看。男的说，不行，你今天必须得给我看。三叔一看没辙了，那就看看吧。他就问男人，你这疼，是怎么个疼法？问了半天，他也没有说得明白具体怎么个疼。三叔就给他比了个例子，看，掐一块儿肉，这叫疼，知道吧？挠你这，叫痒痒，叫做‘麻烦’。”

所谓“麻烦”，说通俗了，基本等同于“挠心”。其实也不是疼，就是有种隐隐的感觉，似痒又酸，总之麻麻、酥酥、刺刺的，用王浩的话说：“老踩油门，老踩刹车，把腿放哪儿都不得劲。”

“三叔又问，你到底是‘麻烦’了，还是疼了？想了想，啊，不是疼了，是麻烦了。这就区别大了啊，不通则痛，痛就证明了你有不通的地方，要不气滞了、血瘀了，要不就痰凝了……他说哦，我是‘麻烦’。中医恰恰有句话，“诸痛痒疮，皆属于心”。就这么一锤定音：这是心病！”

光这样问、谈，来回一个多小时，王浩说：“爸爸他们弟兄为什么一个上午看病不能超过 15 个人？超过 15 个人，他们就疯了。最后三叔给他开了个方子，吃了两副药，好了。大医院看了一圈，按他自己的话说，他已花了快两万块钱人民币了。”

思虑之细密，已不是寻常医生能有的，或者愿意为病人费这般心思的——用药之巧、之准，固然有家传八百年的深厚根基，而问病之妙、之细、之严谨，这应是王氏妇科之所以能维持不坠的香火真传，也显然是代代坚守的门风。

正聊着，门外传来脚步声，老大王楷明和老三王华“正装”登场。

大哥头戴黑色小礼帽，黑大衣敞开着走路时，那昂首阔步的样子，倒很有几分当年上海滩里，许文强般的大哥风范；三哥更是细心打扮过，笔直的身架子，穿着一套俊秀的格子装，格子西装和西裤不算，里面还有细格子毛衫，戴一顶阔格子的毛帽，周身都是时髦的驼色系……老王家的四个兄弟，都已年过半百。按照一般老人的排程（生涯规划），到了这把年纪，每天的“工作”无非是悠悠闲闲地养花莳草、含饴弄孙。但是因为从事着这样一份特殊的职业，他们是没有休息时间的。

每天一早，从各地赶过来的病人就已经在院子里等候，我问大哥王楷明：“这些年要看多少病人？”他回答说：“不知道。明天就已经快躺倒了，今天还得给人看病。”

三哥王华，则一直以来就处于失眠的状态，脾胃也一直不太好。本就心思细腻的三哥，每天在诊室里，面对各个年龄层的女性病人，听她们的委屈和恐惧，陪她们掉眼泪，为她们不知爱护自己而着急……这些，都太消耗心神了。

听王浩说：“我们家的男人啊，岁数不高，为啥呢？操心操的，都是熬心的病。爷爷四十七岁就过世了，太爷爷只活了七十岁，一直都是在心肺上出问题了，睡不好觉，其实都是累心的。”

大时代造成的女性疾病高发，对于当下的妇科产业来说，是个广阔的空间，但对这户八百年女科世家，他们却只剩下劳累和压力。越来越多的病人，让他们开始担心自己的健康问题，但是不出诊，又觉得愧对了祖宗，愧对了病人。于是也只能找个自我感觉良好的借口，舒坦一些："别的人都有礼拜六、礼拜天休息，为什么我们不能休息呢？我们休息不就是为了能多看几个病人。"

我问："周六、日不出诊，要安排点什么呀？"三哥说："去散个步，反正能藏就藏、能躲就躲。"大哥拍了拍自己的肚子："这里老是窝在椅子上。不可自拔啊。"

① 介休：位于山西省中南部，东北与平遥古城相接，据山西省会太原市约一百三十多公里路程，境内多山与丘陵。

② 80后：指1980年后出生的人群。90后，即1990年代出生的人群。

③ 上海滩：以民初上海滩为背景，80、90年代红遍亚洲与两岸三地的港剧，剧中的主要人物许文强一角，为周润发饰演。

子宫第一乐章·面对卵巢

01. 怀孕，就是给卵巢适当的运动

（女人生孩子是天经地义的事情）

田：从第一本《子宫好》写作到现在，已经好几年了，又有很多女孩子成长到需要面对生育的问题。相比前几年，在您这里所反映的女性问题，这几年有多大变化？

王氏女科：严重得害怕了，每年都在发展，也有人就是看了这本书来的，认识到了女性病的一个根源问题。但是，该发生的问题、不该发生的问题，一样发生，停止不了啊！

现在年轻人的思维，跟我们这个年龄段的思维不一样。不一样到什么程度？太开放，这造成的后果是非常严重的。

现在的这些年轻人，就是80后、90后，他们的生活过得很矛盾，连他们自己都感觉矛盾。一方面是计划生育，另一方面他们也想生育。但生的早了，害怕太早，耽误了前程、学业、经济地位；生的迟了，又怕过了最佳年龄。但是你看看，有多少人是等到35岁以后才考虑生育？

不知道先生育，还是先赚钱买房子，这和社会发展有关系，对整个80后、90后这一代人不知道要影响多深。

还有的人是早早结了婚。说白了，也不是早早结了婚，是早早住在一起，有了孩子就处理了；有的人是结了婚了，二十八九、三十岁，为了事业也做掉了。

另外就是结婚后的避孕，不管是自然避孕，还是用工具避孕，都有可能造成一些严重的后遗症。其实，按照自然的规律来说，男人女人结了婚以后，生孩子是天经地义的事情，你不按照这个规律，违反它，就一定要出事。

有的年轻人怕各方面条件不成熟，孩子不能要，处理了吧！一处理后果是什么？就出乱子了，紧接着问题就出来了。可是，他们不会考虑后果。

田：的确，比较前几年，女科门诊更加人满为患，不管西医中医，专家、教授，三甲医院还是私人门诊，都在不自觉的分流妇科疾病。就在前几天，我看到了北京协和医院妇科专家的访谈，她说，西药和手术刀不能解决所有女性问题啊，医生的无力感与日俱增。尤其在不孕不育这个领域，现代医学也提倡要求助中医。

那我们的注意力放在哪儿了？是她们的情绪，还是心态？是饮食，还是盲从的观念？

王氏女科：首先第一要紧的事情，不是发展自己而是保护自己！如果你不把自己保护好，最后最大的损失就是你自己！我有个朋友也是学西医的，他一开始也不完全认同中医的理论。他儿媳妇的表姐嫁给一个日本人，因为她一直没有月经，嫁得近怕离婚，他们就把这个不生育的女孩嫁到日本去了，因为日本人对不生孩子不嫌弃。

今天，有个电话打来，她说七月份就想要孩子，我说你找别人去吧。我说你什么时候想要，就能有了？她说，我这不是让你来调理了吗？我说我没有办法！

她好像不认为怀孩子是自然的事情。我说，如果让我看就顺其自然，该哪个月有就哪个月有。那到七月份没有怎么办？该怨你还是该怨我？

这样的人很多，经常就说我要计划这样、那样。我就问她，你想上天不？你上得去吗？

田：您这就愤怒了，其实我现在很理解这些女人，谁让这个时代都在说如何发展经济指标，而没有女子启蒙课程，更别谈教育。还应了一个西医专家的话：在中国，即使你是一个知识女性，关于身体的知识也不到5%。

王氏女科：我经常跟她们这样讲，你们只要是做过违反自然规律的避孕，就一定要学会自己保护自己，要有自我保护的意识，好多女孩根本不懂自我保护。

这个自我保护意识，最基本的一条，就是你结婚后，你就赶紧生孩子，不仅是为了你的地位问题，而且是关系到你以后的身体问题。

还有饮食，包括她们的心理辅导，都要和她们不厌其烦地探讨。

田：这些本应该是外婆教给妈妈，妈妈教给我们，我们教给女儿……但是她们听吗，会不会觉得你们这都是过时的？

王氏女科：就是这个让我们很痛心，改变不了，她们还说我们“老土”。她们说，你们还能什么都要管我们？

现在还有一个什么问题呢？来看病的人，看不孕不育的人，她们不知道什么时候来看是最佳时机，在什么时候来看比较好一些，就这样错过了女人身体最好的时节。

跟以前的人不一样，现在这些人，人工流产、药物流产这些问题，什么时候看她们不知道，甚至还觉得很正常，像喝酒、抽烟一样。她们说，以前人家四十多还生孩子了，我们怕什么呢？——这是一个很大的误解啊！

现在的人，跟以前的人情况是大不相同的。不同在什么地方？以前的人生五六个、七八个，四十多岁还能生。为什么呢？卵巢的运动差别。

经常生孩子的人，卵巢是工作的，它是个电瓶，要不用了就锈死了，要用的话就得充电。你要不用的话，它就休息了、退缩了！

田：用进废退，是这样的。中医讲运动生阳气，人要是不学习，脑子不也锈了吗？女人的身体，老天精心巧造的尤物，你错用了就坏了，你错过了也就错过了，错过了就再也难回头了！

王氏女科：卵巢跟其他地方又不一样！

卵巢衰老的问题，比如现在的人，前面流产，35岁以后就是阳明脉衰，“面始焦，发始堕”。这是《内经》里头说的：“五七，阳明脉衰，面始焦，发始堕”，就是说脸色都变了，黄脸婆了，两鬓开始出白头发了。阳明，就是胃气不足了。一旦衰弱了之后，如果不经常给它充电，那么卵巢肯定要衰老。

田：我有感受啊，脾胃不好的时候，一段时间脸色就会灰暗下来，不光鲜了。可是我们看不见自己的卵巢啊，她也会萎靡了。反过来说，一个女人的外在不润了，卵巢一定也不好过了。这不是过日子，可以穷一些，吃饱就可以，女人的卵巢是有自己的功能和使命的。你不能无视她的存在。

王氏女科：说得好。现代医学也在反复强调，不生育或者生育少的卵巢不仅容易衰老，而且容易病变，出现卵巢囊肿甚至卵巢癌。为什么？

因为你是女人啊，女人的卵巢也是一个小宇宙啊，她有自己的生命规律，也要吃喝拉撒，代谢循环……一个女人一生四百多个卵子要生长出来，代谢出去，你人为的操控她不成啊。这是逆天道的。而真正的操控者应该是我们的脾胃。中医就讲脾为后天之本，肾为先天之本。

西医没有这个观点，中医有；所谓天癸①来潮，与肾有关。

田：再一次将养好脾胃的话题说出来，那些为了减肥瘦身的女孩一定要注意，别将卵巢也瘦身了。因为脾胃不好了，势必影响肾气的健运，她们是母子关系。好，调养脾胃的方法我们在《子宫好女人才好1》里面重点教给了大家。多关注，反复学习一下吧。

① 天癸：出自《素问·上古天真论》，论述女子“二七而天癸至，任脉通，太冲脉盛，月事以时下，故有子”。后世多半据此而将天癸指称为月事。但有部分医书亦持不同论点，譬如《保命歌括》（明）：“在男子即为精，在女子则为血，皆曰天癸。”《质疑录》（明）：“天癸者，天一所生之真水，在人身是为元阴。”

现代医家普遍认为“天癸”实为促进男女性征发育，维持性功能，且参与生殖生化机能，与肾气的消长息息相关的一种精微物质。

也都认同：天癸来源于先天贮藏于肾的精华，而受后天水谷精微的滋养而充盛，故说天癸也受影响于后天之本的脾胃。

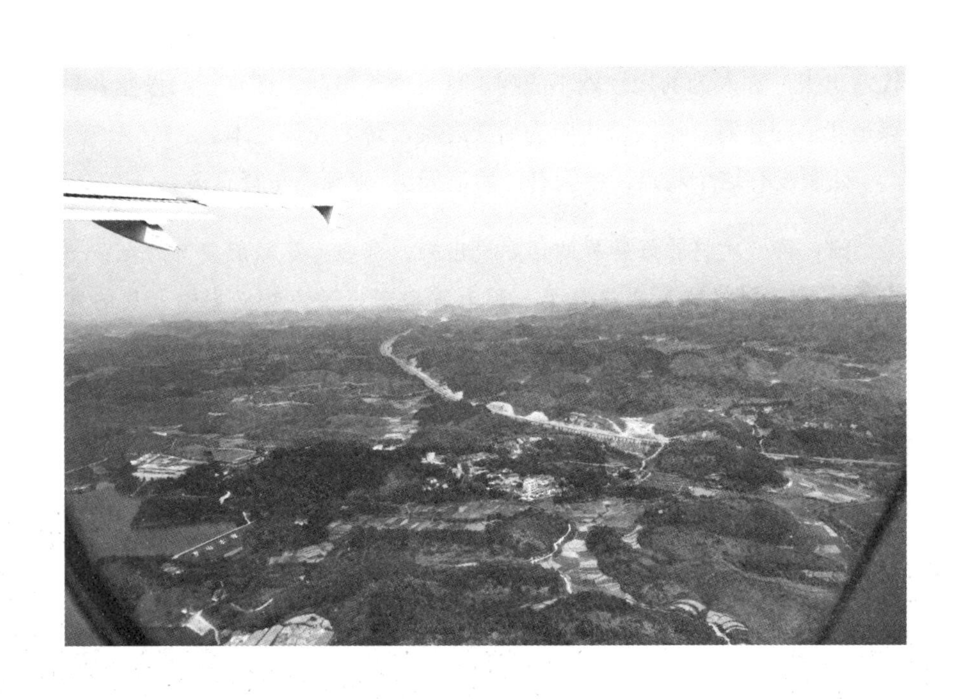

飞机即将降落在太原武宿机场，拿着相机，透过机窗，拍下了饱经沧桑，也充满传奇故事，英雄辈出的三晋大地。

02. 老盘算着安全期，卵巢会以为你不想要了

（盲目避孕导致的不孕症非常难治）

田：王氏女科研究女人病，可以说手到擒来，但是大哥和三哥还是会说有时候看不好，就跟自己赌气。什么病看不好，究竟根源出在哪儿？是技术问题，还是其他问题？

王氏女科：刚才说的避孕问题，不是说现代医学造成的避孕问题，吃药、上环[①]这些避孕，而是说人为的避孕，就是不采取任何措施的避孕，它就可以造成、出现很多状况。

田：不是计划生育手段，比如吃药、上环，而是人为的避孕？什么意思？

王氏女科：就是刻意的避孕，不使用比如上环、吃药，而是借着月经的规律来避孕的，有意识的盘算安全期、危险期，或者是体外射精，藉由这些个办法来避孕，导致的不孕症，非常难治。这样的情况下，不是百分之百出毛病，但总有百分之二三十的人会出现这种情况。这样的不孕症，到医院又检查不出问题来，可就是不能生孩子。

田：即便是所谓的安全期避孕法，也是违背身体的自然规律？这个好理解了，如果卵巢会说话一定会说人们玩潜规则，无视她的存在！等于冷暴力。

王氏女科：对。用安全期、体外射精的方法避孕所产生的不孕症，最难治疗。

但是现在我们还是在琢磨的阶段，对这个问题只是发现了，但是始终没有好的办法。我就纠结，我就痛苦。这个毛病非常棘手，如果是已经生育过的人，不打算再生育了，可以采取这个措施，没有生育过的人就很难办。

我在给人家看病的时候，没有提过这个事情；但是我指导别人的时候，比如你结婚了，你就应该去检查一下整体的身体状况。现在很多人也懂得要婚前检查，但是随便应付应付的人多，多半并不是详细的检查。所以，结婚以后再去检查能不能很好的怀孕，或许更妥当。

但是由于我说的那个安全期、体外排精避孕导致的不孕症，它就检查不出来毛病。从很多大城市里过来看病的，很多都出现这种情况。我就在考虑这个事情，会不会是因为这样的避孕，导致了卵巢功能的衰弱而演变成的？如果是长时间的避孕，会不会导致卵巢停电，没电了，没有功能了？

另一方面，我就在想，既然是结婚了，就有夫妻的感情，难道是在夫妻的感情、情绪里面，使卵巢产生的变化？这又是什么变化？排卵不能按正常月经的排卵期来定排卵时间，这个是有误差的。月经周期正常，那排卵也有可能按正常日期排；但是看上去没有月经的人，为什么有的人也能有孩子呢？因为这是一些特殊的人群，有的女人没有月经，却有可能是暗经或者倒经，这样也会排卵，也可以生育。我只能说，人跟人真的不一样。所以，人有活一百，有活五十岁的。

田：当两个相爱的人在一起的时候，又不想要孩子，在思维上、情感上，都在避免这个事情的发生，最后对身体产生了逆反的影响力？

王氏女科：刚才说的人为的避孕，夫妻双方达不到最高潮，紧张、恐惧、害怕，我就是要说这一点。女人可能因此造成卵巢的惊吓，男人就是影响了他的督脉。

卵巢正在工作，高速地旋转，突然断电了，两个人停下来了。男子伤了督脉，是伤了这儿（指脑部），垂体；女子伤了任脉，是伤到了输卵管和卵巢，也伤了垂体。男女都有垂体②。另外，就算两个人可以达到性高潮，但此时没有体内射精，而是采取体外排精，这个时候也容易造成卵巢的错觉，正如题目所说，卵巢以为你不想要了。

我初步归结就是这个道理，但我们不能就这么下结论。但是我们就有强烈的感觉。

田：我在太原采访的罐诊疗法（独门的拔罐疗法）创始人，他在罐上，就从长强穴③看你的肾脏，看你的左肾右肾。按他看很多案例，如果你被惊吓，或者说别的意外情况，这人就吓着了，吓着之后产生什么问题？肾经关闭，从此这个人有可能就是阳痿不振，或者出现肾虚的种种表现。

他说，肾经在人体上有个开关，就在长强穴。

还有一种情况，小孩子，小的时候体质比较弱，如果是外出，比如到山里面，受到惊吓了，有的时候惊吓到胃经关闭，这孩子就是不吃饭，很瘦，上医院检查什么毛病都没有，到他罐下一诊，呵，胃门关闭了。再拔罐，把胃经的门冲开，过了两个小时，孩子就想吃饭了。

人体有多奇妙而绮丽，两个人相爱，那个美好的感觉无以言表啊。但是现在，两个人的相爱如此紧张，因为有孩子影响工作、影响经济，就有恐惧，甚至忧虑未婚先孕的发生……就是经常紧张之后，累积到一定程度，反应给女性的卵巢、男性的肾功能，那么身体自然的就选择了退缩、关闭。

王氏女科：现在这个问题上升率非常高。

田：我们中医解决不了吗?

王氏女科：因为没症状、没指标，也不敢给人家说这个诊断，就不知道该从哪些方面着手。

田：这就是把医生也搞得没头绪了。

王氏女科：现在就是想怎么样能乱中取胜。这个事情非常棘手，我提提我的意见，不怕你真有病，就怕你情感上有病!

田：大哥关注的是情绪，三哥着重的是情感。有学者读《黄帝内经》，认为人有两套系统，一个系统是肉体的，一个是神明[④]的。是神明出问题了。你老抑制神明，让它不生育，神明接受到信息，就把门关闭了。你想生，没有了！无独有偶，也有学者认为，整个一部《黄帝内经》讲的就是自然与人之神明。生命的主宰就是神，就是一个“神”之手、之灵、之魂。我非常接受这个科学观点。最近我们策划出版了一本好书《<黄帝内经>的原创之思》，很受欢迎。作者是国家科技部一位青年哲学家，这本书就是这个思想。

王氏女科：我们也认同。但是这个道理你怎么给别人说？怎么样能从文字上给人说明白？很难。搞不好就是迷信、玄学。现在我们是关着门说话，这个感受是很难用语言表达清楚的。我苦于和我的患者无法沟通。

田：的确，现在我们谈的话题，估计有很多人已经受困于此。不管怎么说，这个问题在你们的临床上已经凸显出来了，就要想办法应对。我在想一个更远的问题，这个样子的不孕不育，现代医学有试管婴儿来被动怀孕，这样的孩子会怎样呢？身体和智商是否不同？

① 环：即宫内节育器（环）、宫内避孕器（环），一般也被通称、昵称为“环”，医学上简称IUCD或IUD（intrauterine contraceptive device）。上环，亦即在子宫内装置了IUD。

② 垂体：位于下丘脑，是人体最重要的内分泌腺，分泌多种激素，包括：生长激素、促肾上腺皮质激素、促甲状腺激素、促性激素、催产素、催乳素等等，对人体的代谢、生长、发育和生殖，产生关键的作用，而被称为“内分泌腺之首”。

③ 长强：长强穴，位在脊椎尾骨尖端下，在尾骨尖端与肛门联机的中点处，又称“尾闾穴”。中医认为经常按摩或热灸此穴，能防病养生、延年益寿，为人体的养生要穴。

④ 神明：语出《黄帝内经》，譬如《素问·阴阳应象大论》：“阴阳者，天地之道也，万物之纲纪，变化之父母，生杀之本始，神明之府也。”又：“心者，君主之官，神明出焉。”甚或者《荀子·解蔽》：“心者，形之君也，而神明之主也。”历来各家对“神明”于人体作用和定义的看法和说法，有说神志、精神，也有说是一种超越精神的某种生命机制，始终不一，且普遍笼统而趋于保守。

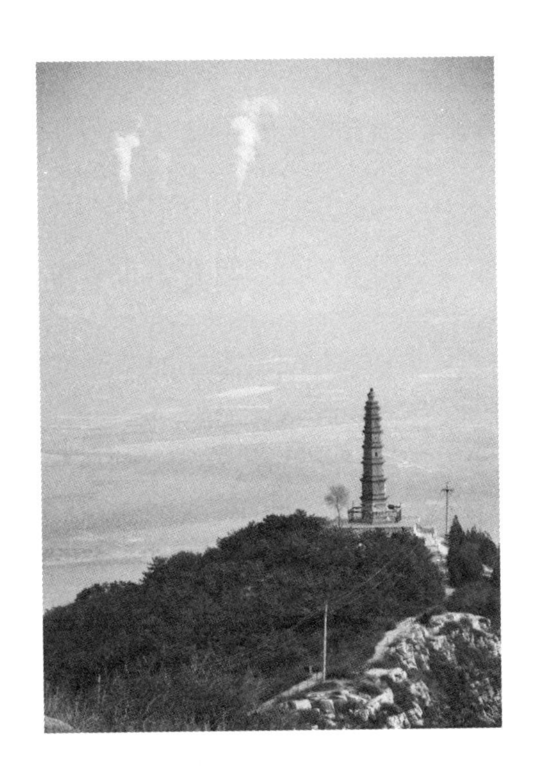

山西太原崛𡺎山 · 七级舍利塔。朦胧中，远方腾起几簇白烟，是这片古老大地的另一面。

03. 卵巢也有高智商，小心它染上了忧郁症

（总不让卵巢起作用，它就抑郁了）

田：中医里面很早就讲了，恐伤肾，肾主生殖。两个人本来应该是尽情的时候，在潜意识里却都有紧张因素，都害怕怀孕，都害怕出问题，这样长期下去的话，肾脏是会受伤害的。

王氏女科：为什么已经生育过的人，用这种方法避孕，出现这种情况的概率就低？我觉得不是年龄结构的问题，是他们的意识不一样。刚结婚的人或者是没有结婚的人，这个时期的避孕，跟已经生过孩子不再要孩子的感觉截然不同，不是同一个概念。中医就是讲心主“神明”的问题。

田：心主神明。好多女孩子认为社会就是这个样子，我可以爱一个男人、两个男人、三个男人、四个男人，只要我没跟他生孩子，只要我没有什么后遗症在后面，将来我重新打理一番，我还可以嫁个好男人。这期间人流（人工流产）、避孕，对她来说都很正常。可是，内心深处，她会有着恐惧吗？她可能心安理得吗？

王氏女科：身体里分泌的一种东西，是停止分泌了？还是照旧在分泌？分泌的强还是弱？肯定是有出入的。

但我们始终要尊重现代医学，要实事求是。心主神明，我们中医都同意，不是医生的话，他是不说这个的，可是离开中医的氛围，一提到“神明”，就被认为是迷信了，就容易出现中医神论。

田：前一段时间，我采访过的一位民间中医，在当地堪称“神医”。是这样的，他的疗效很好，几十年临床形成了自己比较成熟的理论体系。全国各地的人都找他看病，他治疗了很多疑难杂症。但是，最近自己被查出患了严重的肝病。其实，医生自己有病已经不是新鲜的话题，大家只是说医不自治，就可以接受这个现象。其实不然，我们应该探讨中医到底是不是看病的？有一个中医院校的学生就这样问我。这个问题有答案吗？我们说中医应该是大中医概念，应该有三个层面：一为生活方式；再为自然哲学；第三个层面才是医疗技术。所以有人说，医生治病不救命；也有人说，不是身体病了，是生命病了。谈到神，我们古代的中医包含了更多非物质的内涵，可惜现在人没有走进那么多，没有复原那么多。一切就变得似是而非。

王氏女科：这就是中医的博大精深。我们回到临床，刚才谈的不孕这个问题，这个毛病坏在哪儿？影响到什么部位？男的就是影响了生殖的“指挥系统”，也就是我说的损害了脑垂体；女的就是影响了输卵管和卵巢。出了什么毛病了呢？形象的说，也是得了忧郁症了，它不给你正常工作了。这个是我们家里头的话，你说这个东西敢不敢往外提？我们提出来，就怕业内的大专家笑话我们。

田：敢提！卵巢得忧郁症了！这不是一个医学术语，但是我们从生命文化的角度理解它，是成立的。“卵巢忧郁了”，这是一个非常及时的警钟！

相对于一切生命活动，我们更强调状态。可是在生活中，不管考试、比赛，或者交流，甚至睡觉，我们总能发现有些人不管是什么环境，都能很快进入状态，还有很多人进入状态需要培养，很慢。我觉得这是表现在外的生命状态，于是我就要考虑内在的状态。

女人的子宫、卵巢，男人的性功能各个方面，两个人相亲相爱的时候，眼神迷离也是一个状态吧？你老不让这个状态到达极致，你老不让这个状态走向一个很好的高度，你老是抑制它，它会不会就忧郁了呢？

王氏女科： 卵巢有抑郁症！女性的卵巢，七七四十九岁[①]就应该衰吗？个体不一样！身体好，应该到55岁衰，可是她现在衰了，是不是忧郁了？是不是寒凉伤到了？是不是有什么问题了？那原因就复杂了。一个女人的卵巢是否健运，这里面包含着一个是体质问题，一个是你说的忧郁问题。长期分居，没有夫妻生活的女人也会让卵巢忧郁。怎么治男人和女人这两个病，我们一直都还在研究办法。但是，今天把这个临床现象提出来，大家就要一起思考，疾病也不是绝对的，当你意识到了问题，就会方方面面警惕了，也许，问题就在不知不觉中解决了。

田： 讲得好，开心才是女人的真正法宝。十女九逍遥，再提逍遥丸，请女孩子快乐起来。尽管有时候逍遥丸也不一定能解决全部问题。放下忧患，让内心真正快乐才是灵丹妙药啊！

① 七七四十九：源自《素问·上古天真论》，论述女子："七七任脉虚，太冲脉衰少，天癸竭，地道不通，故形坏而无子也。"形容女子到了七七四十九岁，就开始进入停经、绝经的阶段，也就是一般所说的更年期。

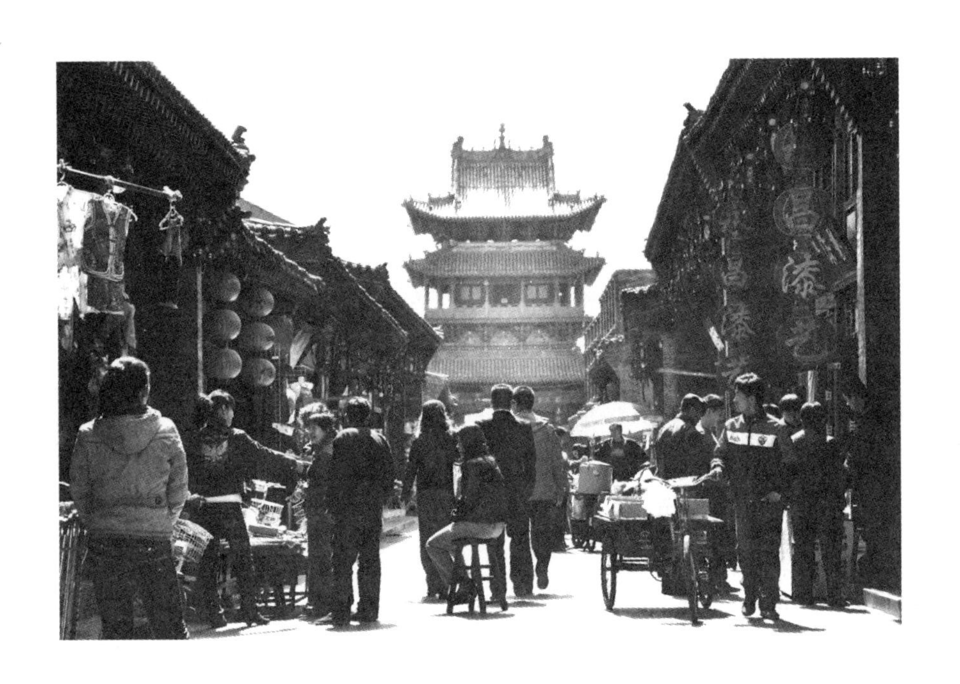

清晨，当第一缕阳光洒上屋顶，这个世外桃源般的平遥古镇便热闹起来。人们早早地开始了自家的营生，大多守着祖传的手艺，无诸多诉求，安定平和地过着日子。三哥便在这古意的小镇边上，生活、行医，不问世事。

04. 女人怀孕为什么这么难?

(男人的脑垂体跟着女人的卵巢一块儿抑郁了……)

田: 这个时代,养个娃儿竟然如此艰难,生之艰难,养之艰难。

在临床中,这个现象从无到有,逐渐带有一些普遍性了。那么它就成为一个共性的现象,带有文化社会心理的共性现象。

在西方的中世纪,有一千年的时间,基督教是绝对的神权主义,压抑人性。后来新教改革之后,激烈地反弹了,人性开始解放,简单的说就是性解放、性开放,让人们男欢女爱,两情相悦达到极致;两性之间完全开放的、透明的,完全把性爱单纯化。

现在80后、90后,恰恰就受到西方这种文化的冲击和影响,他们认为人性应该冲破这个束缚,之所以在临床上才有这个现象,他们现在确实像你们说的那样,有的是偷偷摸摸,有的是吓着了,这些东西直接戕害生理。由心理直接戕害到生理,由心理作用到神明。

这种现象的出现,让我更加感受到当下社会的危机程度。社会秩序乱了,把疾病带来了,人的神明搞乱了,现在终于把医生也搞乱了。但是你们没有放弃,正在思索出路,寻找答案,这个最可贵。而且我预感,你们在思索答案、寻找出路的过程中,终有一天能够走出王氏家族独家的路子出来。这就有可能在医学上是个极大的贡献。

王氏女科：这也可能是医学上的一大症状，而面对这种症状西医束手无策。在西方，他们把它归结到精神性疾病。西方看精神性疾病有专门的心理医生，是有一系列学问的，是整个一套理论。中国现在也在学，搞搞精神分析，搞搞心理诊断、心理分析，这和临床就脱离开了。

而中医自始至终恰恰把精神、心理和生理、临床结合在一起来考虑，这也是中医的整体观之一。所以这个问题不仅仅是医学方面的事情，还涉及到一整个社会、一整个民族、一整个人类的问题了。

田：根本上是一个文化“拧巴了”的问题，这个“文化拧巴”求解啊。所以你们的存在意义重大！

王氏女科：我们存在，但是我们的力量是微薄的。唤起80后、90后对这个问题的警觉，这个是非常重要的。他们意识不到这个问题，这个后果是不可设想的。难道必然要有无数人付出代价？这个代价是巨大的，是不可解的。我们在临床能救几个人？

田：我们曾经很正常的能力正在消失！我们恐怕还要目睹着人类以科技进化的方式逐步退化本能！谁能醒悟，谁能觉悟？否则必然要付出代价。难为你们的悲天悯人，有时候把自己搞得很忧郁，当然这是一种很可贵的品格。但反过来说，我们确实是无力改变这个时代，但这种现象能尝试着在临床上找出新的路子出来，这就是一大贡献。

在整个学术建设上，你回答了什么，论证了什么，你拿出了什么结果？现在已经不重要了，重要的是谁先发现和提出了这个问题。是你们发现并提出了这个问题，这个是最重要的。这个问题只要你提出来，借由我们传播出去，哪怕现在还解决不了，后来的人肯定能够解决。

王氏女科：我们就觉得很惭愧，为什么这个时代会出现“什么都正常，就是不怀孕”的问题？这跟其他问题不一样，其他问题能找出原因，有临床的表现和特征，能说明我们的分析和诊断。唯独这个问题，究竟是不是卵巢忧郁症这个问题，没办法用确切的说法来表达。男人就是脑垂体的忧郁症……

田：男人脑垂体的忧郁？天啊，这又是什么情况？临床是什么样的表现？

王氏女科：检查都正常，也是不能生孩子。一个男性甚至变得女性化，说话，包括走路。女人是卵巢关闭了，男人是害怕之后，慢慢的脑垂体出问题，变得女性化了。用中医的理论来说，哪一条经指挥脑垂体？肾脏！卵巢跟子宫又是谁指挥的？脑垂体。

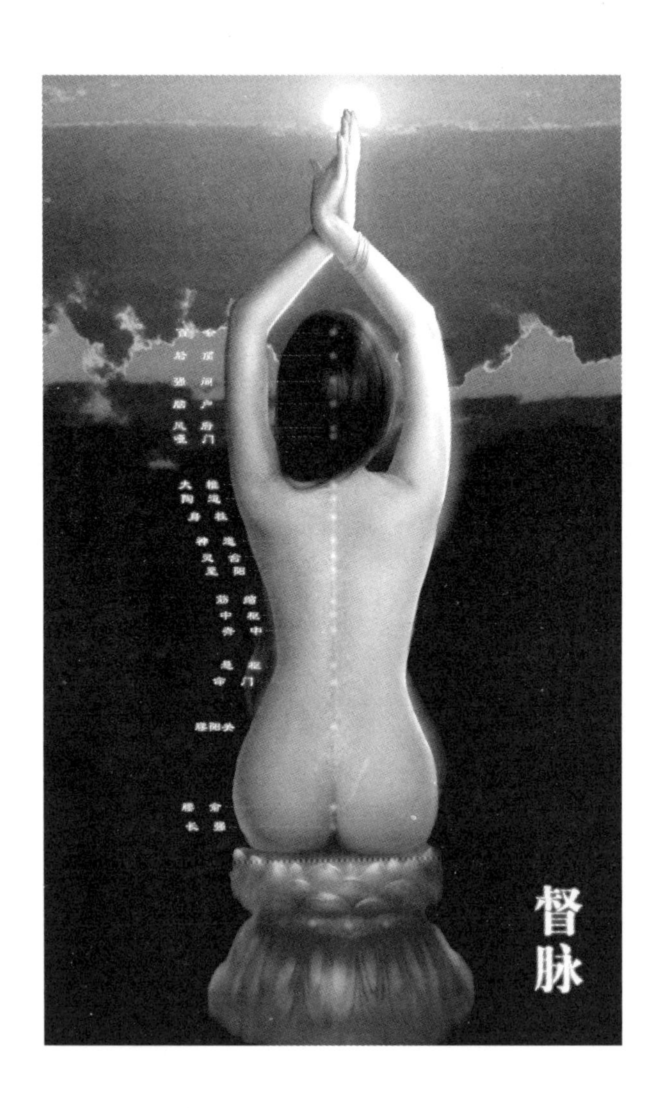

向日葵虔诚支着脸庞，在太阳下闪闪发亮；花草树木都在大大方方吃着太阳。我们的身体也要吃太阳，我们也有叶绿体和太阳能储蓄装备，它的名字叫督脉，从小腹发起，先到长强穴，藏在脊梁骨下，一路上行到头顶，再走到上齿正中的龈交穴，像一条长火龙。腹肚里藏着父母给的元阳，一身的根本都在这里。

05. 人的病，出路在督脉；病的人，出路在神明？

（老天给了你肉体也给了你灵魂，而你却忘了她）

田：男人出现脑垂体忧郁，女性化，这个在临床上看得到？

王氏女科：看得到。譬如昨天诊疗的一个情况，那个女孩，二点多的子宫（2.2×1.4cm），那个可以说整个就是一个不正常的状态。子宫、卵巢都是发育不良，一年只能来几次月经，从去年8月份来过一次，一年多了没来过月经，这是一个。

还有两个人，以前来找过我的，一男一女，女人跟他坐得稍微挨近一点，他就躲，紧张的。两个人过来看要不要孩子。

田：那他躲的原因是什么？害怕？

王氏女科：他就不爱让女方靠近，性冷淡，而且相当严重。这个男的是国家自行车运动员，在全国能拿到前三名。第三次我就开口了，因为女的我给她调得挺好的。我说如果你们没有正常的性生活，你们尽快离婚，这是一个。再一个，从今以后再不要找我。

这个女的就哭开了。我又把这个男的单独叫到里间，我问他想要孩子不想要？他说想要！我说你为什么不跟她过性生活？他说我对那个就没有要求。

为什么没要求？自从运动伤过一次以后，生理就存在着冲突，可以说就没有了这方面功能，他受过伤。其实，他也不是没有功能，他就是不想了。做运动员肯定要受过外界的损伤，而且还紧张、焦虑。我给这个男的吃了壮阳的药，看看能不能刺激他有这方面的想法。

田：这个女人一定会难过啊。

王氏女科：女人为什么哭呢？因为她老公不跟她在一块，不过性生活，那还能有孩子吗？借着医者身份，我当时说的话比刚才跟你们说的都绝，我火气很大，我说你们要这样，以后就再别来介休找我看病，愿意找谁找谁看去！

田：借由这件事，您发现了脑垂体的问题？

王氏女科：不是，他摔过腰，伤到督脉了。督脉的问题之所以能提出来，在临床上有很多案例；包括发现过很多对督脉有伤害的行为。也就是说，运动员伤了督脉之后，对脑垂体有影响，导致他不想过性生活。那么是否，也有男人跟女人在一起的时候，由于是偷偷摸摸的行为，两人都不想要生孩子，也是一种恐惧的行为。见了女的就怕，导致脑垂体也会出问题。这个我也在思量中。

现在女方已经怀孕 7 个月了，前两天给我来电话，我让他们每个月给我回报一次是什么情况。原本 54 天的时候，还没有看到胎芽[①]，也没有胎心[②]，我说你赶快来，怕流产。这个女的身体就是稍微有点宫寒（子宫寒凉），没有多大问题，再来就是白带多一些，还有些痛经。其他，子宫的位置和大小都很正常，卵巢大小也正常。追根究底，还是男方的问题。从 54 天的时候发现，到 64 天的时候催他们去医院照超音波（超声波），就有了胎心。我说你们再来一次，64 天的时候，我给他们带了三个月的药，挺好的。

我后来就跟他们开玩笑，我说你怎么偏偏就找上这么个人呢？她说，“刚开始我也不知道他是这么一个人啊，交往的时候，大家都说这个人不错，实际工作中就不中用了。”一到晚上两个人说出去散散步，那男的就躲得远远的，害怕人看见，害羞，就是有点像女性了，包括动作也像女的一样。

田：是否发现哪个男人比较女性化，他的脑垂体多半也有问题了？

王氏女科：八个字，“督脉断了，‘生’命没了”。如果督脉要是断了，就不能生育了。

田：“男性脑垂体乱了，男性女性化；女性的卵巢忧郁了，女性偏向男性化”，恰恰现在的社会就反映出这么一种现象。这叫中性美。

王氏女科：这就是社会开放以后，给80后、90后所带来的后果。所以，言归正传，不孕不育男女，就像普通的阳痿、遗精，这个都好治，关键是他们没有伤到要害。

田：我觉得你们兄弟构建了相对完美的生命认知体系。

一个触摸到“心主神明”。人身是这个宇宙的细胞，我们想诠析所有的信息……

一个更能够倾听于督脉，实实在在的，督脉就是主男人的生殖和性命，同时也主女人的生殖和卵巢。督脉伤了，生育功能下降，也许寿命也会下降。也许有人会存疑：督脉断了寿命就要减短？很多人就是腰椎以下瘫痪了，像张海迪[③]，她也活得很好。这个时候，是否人身的两套体系之论出现了？所以必然要回到《黄帝内经》中学习。

很多人对《黄帝内经》学不明白，觉得很多问题搞不清楚。后来我们发现，《黄帝内经》里面一直强调一个大家都没有当回事的内容，就是“神”。整个《黄帝内经》里讲的都是一个“神”的存在。在人的肉体中是有“神”存在的，这个神和天神、宇宙之神的所谓“神”是一体的；我就是天，我就是宇宙之“神”。天人合一。用佛教的说法来讲，所有的相，是不是都是我们心所想出来的？

王氏女科：老天爷不是说只给了你的肉体，而是给了你所有的思想变化及感情，这些都是老天爷给的。老天爷给了你肉体，也给了你灵魂！所以人们就讨论这个问题，盘古开天辟地以来，究竟是先有的男人，还是先有的女人？我认为大自然是一下子就有了男女俩。先有鸡还是先有蛋？这个问题就是误区，一旦问你先有鸡还是先有蛋，它就引导你把鸡和蛋分离开，实际上老天爷在给出这些东西的同时，一下就都有了，雌雄都有了。

田：你们几十年的中医临床非常了不起，这个生命大观察室，应有尽有啊。生命活动，这是整体的表达，卵巢忧郁、脑垂体忧郁，这是整体下局部的一种表达。局部的生成与整体的关系，谁先谁后啊。我觉得你们进入了太大的问题丛里。我有点晕了。不过，答案似乎已经出来了：人的病，出路在督脉；病的人，出路在神明。我通俗一点理解，神明就是我们的心。

① 胎芽：亦即胚胎；妊娠第3周到第4周，胎儿的器官开始逐渐形成，也被称为“胎芽期”。

② 胎心：胎儿的心跳。

③ 张海迪：中国大陆著名残障者作家，五岁时因“脊髓血管瘤”导致胸部以下瘫痪，凭着自力学习，完成了小学、中学、大学学业，曾当过无线电修理工，并学习针灸，在家乡帮人治疗。现任“中国残疾人联合会”（简称“中国残联”）第六届主席团主席。

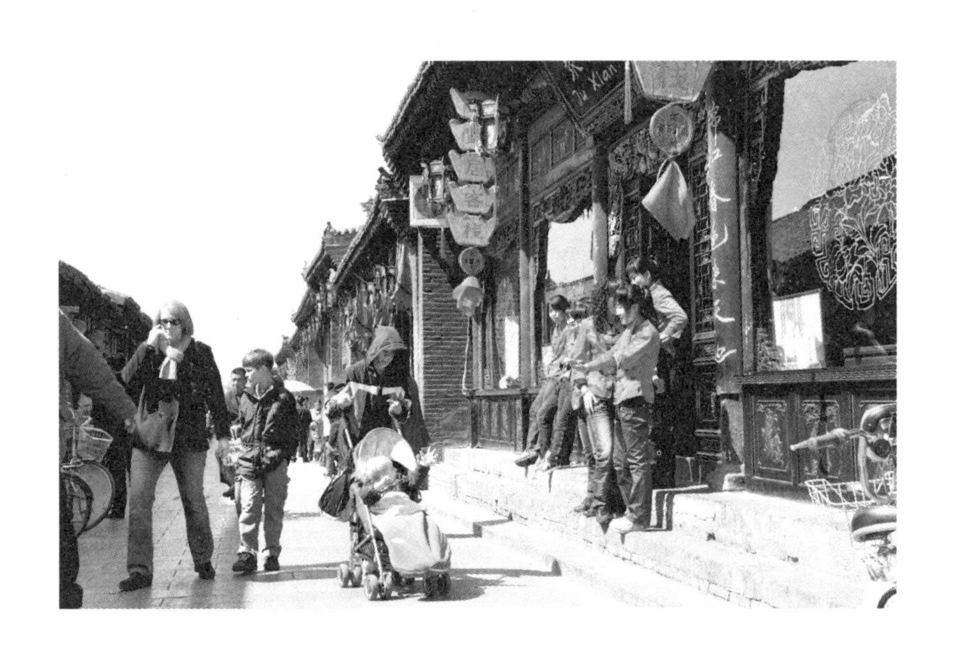

在客栈打工的小城姑娘们都不过二十岁左右，闲暇时，就这样站在门前，晒晒太阳，“参观”一下来往的世界各地的游客。

06. 把督脉“长强”了，才有性福长寿可言

（督脉饱满，男人不阳痿女人不冷淡）

田：现代医学搞穿刺检查，就在人的督脉上，中医认为是人的“髓海”。平常的人怎么能看出来“髓海空虚”[①]?

王氏女科：一个是看脉，他有征兆。男人阳痿遗精，不机灵了，眼睛没光了，女人是讨厌男性，性冷淡。

田：性功能是考察一个人长寿的标准?

王氏女科：我现在可以肯定地跟你说，这是对的。男女都一样，如果你性欲还在的话，你还有基本的生理要求的话，这表示你身体还有能力。为什么以前的七十老翁还能生孩子？成吉思汗60岁了还生儿子，人家还可以征战整个欧洲。近的，康熙皇帝晚年时照样雄风不减……我是“督脉决定论”。从根源上讲这个督脉，因为她在坐胎怀孕的时候，胎儿首先长的脊柱，长的督脉。人的督脉就像挂果实，它挂心脏，挂肺脏，挂这些东西，在婴儿的先天，五脏六腑就全挂在这个督脉上。黄帝曰：人始生，先成精，精成而脑髓生。（精藏于肾，肾通于脑，脑者阴也，髓者骨之充也，诸髓皆属于脑，故精成而后脑髓生。）骨为干，脉为营，

筋为刚，肉为墙，皮肤坚而毛发长。谷入于胃，脉道以通，血气乃行。

田：所有问题都归结于督脉上，我可以不考虑其他，我也不考虑你性功能低下，我只考虑你的督脉是否充盈，这个问题都解决了。

王氏女科：每个人包括五脏六腑的功能，全由脊椎决定，我们都属于脊椎动物。督脉虚的人，最明显的表现就是怕冷，就是冷。甚至于冷到什么程度？牙根都是冷的；耳朵里面进凉风，眼睛冒冷气。

田：的确有这样的男人，就是怕冷，原因呢，大家东找西找，总是不能到位。原来是督脉空虚，其实正确的打坐也能解决这个问题。

不能怀孕的女人，怀一个掉一个，她们有没有怕冷状态?

王氏女科：有。实际上都是督脉的问题了。不光是女科的问题，其他疾病都是。现在的病，心血管、脑血管，几乎都在这儿。万物生长靠太阳，滋养着生命这棵树的主干[②]，要是没有营养了，你就想一棵大树没有营养了，那树枝、叶子都是黄的，它不可能结果的。

督脉的根源在哪儿？在我们的尾椎骨，就是长强穴。为什么叫“长强”穴？长短的长，强壮的强。现在女孩子低腰裤穿的，全在哪儿露的？就是长强了。我可以再给你说得远点，在会阴骨的交接处，任督二脉的交点。穿低腰裤，前面露的恰恰就是关元，后面露的恰恰就是长强。我父亲得的就是隐性骶椎裂[③]，就是长强那个地方出的问题。他不能排便，不能控制大小便，要不就是哗哗地尿，大便哗哗地拉，要不就不尿。包括不小便的时候、小便多的时候、大便不正常的时候，就在这个点揉，顺时针、倒时针来回揉，他就缓解了。

我父亲的毛病，实际上就是坏在那个督脉上了，他生了 6 个孩子，我差点成了傻子。但是幸好，我小时候书读得很好，在班里是第一。会阴骨那个点，任督二脉交接的地方，具体的位置就在长强穴上。实际上，不管男的女的，都要多灸那个关元④、气海⑤。

田：这倒让我想起一位民间中医，他也强调督脉的重要性。他判断一个人有肾虚的问题，就会在会阴处做灸。他说这个一能补肾，二能打通任督二脉。

我在四川采访一户几百年的祖传火灸，我称他为“火医人”⑥。他的这个灸条和普通灸条不一样，里面裹着八十多味中药材，他一定要蘸桐油点着火，然后用手取这个火，去点你的穴位，全身给你烧一遍，主要烧脊柱。他这个手指，都烧得比别人短半截。

我在访谈当中，他们给我讲当地的民俗，当地人有个习惯，床边必须放盒火柴。干什么用呢？两口子新婚之夜的时候，有人躲在夫妻俩的床底下，闹洞房嘛，两个人正恩爱的时候，这个人就从床下蹿出来，新郎吓得当时就不动了。这时候就得拿火柴，点着了，刺激长强穴，一下子把人激过来。这时候，女的要是把男的推下去，可能男的就要没命。

王氏女科：督脉重要啊！可惜现在很多中医，几乎可以说把这个督脉，所谓的奇经八脉都忽略了。

田：学好中医，我们一定要回到经典。关于髓海空虚，《黄帝内经·灵枢》篇这样写道：脑为髓之海，……髓海不足，则脑转耳鸣，胫酸眩冒，目无所见，懈怠安卧。髓海空虚，在上则可能引起聪明渐失、脑萎缩，在下则可能引起性机能亏失。“肾生髓，脑为髓海”的理论指导中医临床应用补肾中药来防治痴呆和提高记忆能力、提高生育能力已经有数千年的历史。

王氏女科：可是时代的浮躁之气，科技的发达，让我们中医人还能回归经典吗？

① 髓海空虚：《灵枢·海论》：“脑为髓之海，……髓海不足，则脑转耳鸣，胫酸眩冒，目无所见，懈怠安卧。”髓海空虚，在上则可能引起聪明渐失、脑萎缩，在下则可能引起性机能亏失。

② 太阳滋养着生命的主干：督脉“总制诸阳”、总督诸阳，故称之为“督”，而连系着人体的六阳经（手足太阳、阳明、少阳），被形容为“诸阳之海”，与身体的脑髓骨息息相关，因此这里借由太阳、生命、树的主干，来做比喻。

③ 隐性骶椎裂：又称“腰骶椎隐裂”，或“隐性骶裂”、“隐性脊柱裂”，源于腰骶部骨骼发育异常，或先天畸形，所引发的腰骶椎板闭合不全。

④ 关元穴：位于腹部中线，脐下3寸处。经现代科学研究证实，刺激关元穴，可促进内分泌平衡，达到调节生殖系统疾病的功效。中医认为，此穴培元固本、补益下焦。

⑤ 气海穴：位于腹部中线，肚脐与关元穴中点处。功能生发阳气，为“男子生气之海”，故名“气海”。亦主治妇女生殖系统疾病，儿童发育不良等，为任脉上的重要穴位之一。

⑥ 《火医人》，田原2014年新作。本书以纪实的形式记录了访谈的整个过程，提出“火是生命原动力”的核心思想，追溯原始的火文明之光，为人们重新认识火、认识天地大周天和身体小周天之间的“生命秘道”，提供了全新的视角。一条陈年的麻绳，一盏桐油，一根81味独特天然中草药制成的灸条，以桐油点燃灸条，以明火烤灼经络，为无数脑瘫儿唤回生命意识。其技艺传承近200年，至今广泛应用于脑瘫、带状疱疹、中风偏瘫、面瘫、鼻窦炎、淋巴炎、部分妇科及肿块等疾病，疗效独到，被纳入“四川省非物质文化遗产”名录。

子宫第二乐章·面对肿块

01. 有时候，并非女人自己犯了什么错

（小子宫的停经女孩）

［诊室现场］

这是一个25岁的女孩，未婚。两个脸蛋红扑扑的，像是擦多了胭脂，我问她：你化妆了吗？她说：没有，就是这样。

女孩2008年考上大学，后半年就感觉到身体不舒服，到医院检查，说是脑垂体上长了一个东西。化疗过后，本就不规则的月经，更是稀发，一年才来一两次。来王氏女科看病之前，几乎没有人关注到，这一切，也许都与她那比一般人小的子宫有关。

女：说是蝶鞍垂体[①]里边长了一点点，说是不能做手术；去了北京，大夫也没说到底是什么。在北京做了放化疗了，做完以后来了两三个月，后边就一直没来，后来是吃“黄体酮”[②]，来了几次，到现在一直没来。我原来在当地吃中药，吃上一段时间也能来，可是最近大半年了也没有来。

王氏女科：她呢，一年能来一两次。我记载的是……从2012年8月份来过以后，到现在没来是吧？

女：对。在北京一个大医院看完以后，夏天六七月份来了，来了两三个月，然后就没有了。

王氏女科：她用的是“溴隐亭”[③]。用溴隐亭必须打黄体酮，可是这种办法用下去以后，她现在这种体质本来就不胖，如果继续用下去更得瘦了！

田：（试着把脉）她的“肝脉”几乎摸不到。

王氏女科：你再看看她的“命门脉”[④]。刚来的时候根本摸不到，现在可以了，现在能看到脉了。你看看她的手。

田：啊，湿冷湿冷的。平时怕冷？

女：怕冷，应该比一般人都穿得多。有时候抽血化验，血就抽不出来，可慢了，颜色也是黑红的，今天刚抽了一次。

田：（看病人子宫片子）2.8×1.7cm。

王氏女科：这就属于“幼稚型子宫”，是先天的问题。正常应该是5.5×4.5×4.0cm，这是最低标准，书上是7.5×5.5×4.5cm。这个是说子宫壁的长度、宽度和厚度。一般达到这个标准就行了。

女：8月份没来月经，在当地看诊吃了黄体酮，吃了3个月以后，做超音波发现子宫好像比之前还变小了。

王氏女科：那个是溴隐亭的副作用。硬催，催不出来。

田：（问王楷明）您觉得她整个的督脉怎么样？

王氏女科：先天不足！（再问女孩）你起口疮起多长时间了？

女：有时候上火起了，嘴不干，但是嘴皮一直脱皮，干得不行。

王氏女科：头发掉不掉？

女：掉了。

田：晚上睡觉怎么样？

女：晚上睡觉正常。就是最近这几天觉得累，瞌睡得不行。

王氏女科：乳房疼不疼？

女：不疼。

田：乳房可能也发育不好，小一点。平时爱吃什么东西？

女：水果之类的。

王氏女科：最近有点白带没有？

女：没有，没感觉。

王氏女科：阴道里头感觉干不干？

女：不干。

王氏女科：我问你一句话，想男人不想，有没有这种要求？

女：有。

王氏女科：这次我就不给她开汤药了，但这次“定坤丹”⑤得用，再加上补肾的药，取代了那个溴隐亭，要使用溴隐亭，等将来可以。是她结了婚，能生孩子以后。

我尽量给你治好，不要着急，慢慢来，不能按那个活血化瘀通经的方子来，这个不是那个病，用了那种活血化瘀的药，底子就更亏了。

像她这种情况，现在不能强调她月经什么时候能来，必须补充，充实了以后自己就来了。不能着急，这个不是急得来的问题。

一个定坤丸，济生肾气丸，一个是肾宝，就这三个，针对督脉来的，针对肾脏来的。而且希望她早点找对象！

田：城里面的门诊先天发育不好的人多吗？

王氏女科：太多了，天天见。1985年以后的这种病人，每天我们在门诊上最少能接两三个。

田：哦，那这样的女孩子，在不治疗的情况下，想生孩子是挺难的一件事。

王氏女科：是挺难，可这个话我不能说。

田：这些女孩子的子宫发育不好，都是先天的问题？

王氏女科：子宫发育不良到什么程度，有程度之分。比如说“幼稚子宫”[⑥]就比较严重，在临床上有，但不多，不常见；千分之一、千分之二。

还有一种程度的发育不良，又跟幼稚子宫是不一样的，后天因素要更多一些，发病率也高一些，能达到百分之一、百分之二，这就跟乱吃东西有关系。

幼稚子宫是先天带来的问题，发育不良是先天跟后天结合在一块的。先天的，肾精不足，生下来的时候，这女娃娃的子宫就功能不强，那就追溯到她的父母了。后天原因，就是营养不良，这样先后天都有了。当然最主要的问题，还是先天。

田：如果这个孩子先天还是可以的，但是后天的因素太多了，她的饮食是有问题的，冷的、辣的、高营养的，加上各种饮料、零食……有可能就影响了她的发育。这又是一个黑洞。

王氏女科：这就是我们的痛心，女孩子不知道如何爱自己。往往媒体上教给她们的都是错误的。

定坤丹

出处：《竹林女科证治》“补经汤”方加减

方药：阿胶、白芍、白术、茺蔚子、川芎、当归、枸杞子、黄芩、鸡血藤膏、鹿角霜、鹿茸、人参、三七、熟地黄、西红花、香附、延胡索等。

功用：滋补气血，调经舒郁。适用于月经不调，经行腹痛，崩漏下血，赤白带下，贫血衰弱，血晕血脱，产后诸虚，骨蒸潮热等症。对妇女身体虚弱，气血瘀滞，月经不定期，经血量过多或过少，子宫寒冷、崩漏不止，以及食欲不振等症，具有功效。

济生肾气丸

出处：《严氏济生方》

方药：熟地黄、山茱萸（制）、牡丹皮、山药、茯苓、泽泻、肉桂、附子（制）、牛膝、车前子

功用：温肾化气，利水消肿。用于肾虚水肿，腰膝酸重，小便不利，痰饮喘咳。

汇仁肾宝

出处：汇仁集团96年推出的OTC产品

方药：蛇床子、川芎、菟丝子、补骨脂、茯苓、红参、小茴香、五味子、金樱子、白术、当归、覆盆子、制何首乌、车前子、熟地黄、枸杞子、山药、淫羊藿、葫芦巴、黄芪、肉苁蓉、炙甘草

功用：调和阴阳，温阳补肾，扶正固本，增强体质，抗衰延年。用于腰腿酸痛，阳痿遗精，精神不振，夜尿频多，畏寒怕冷；妇女月经过多，白带清稀等。

① 蝶鞍垂体：蝶鞍，解剖学名词，指称位于头颅中窝，蝶骨中央高起形如马鞍的骨结构。蝶鞍中央凹陷处为“垂体窝”，容纳脑垂体。

② 黄体酮：本为卵巢黄体天然生成的雌孕激素，为维持妊娠所必需。现被制成同名药剂，又名“孕酮”，经常用来调整月经周期，为妇科常用处方用药。

③ 溴隐亭：临床上多用于帕金森氏症，以及与催乳素相关的女性多种生殖系统功能异常。

④ 命门脉：中医以食指、中指、无名指指端切脉，而将脉段从食指到无名指区分为“寸关尺”三段，左手脉段切诊心肝肾，右手脉段切诊肺脾命（命门）。中医认为，右手脉段的命门脉微弱，多表肾气不足。

⑤ 定坤丹：亦名“定坤丸”，意指女子子宫得到安宁，著名补血养血调经中药药剂；以竹林寺僧人《竹林女科证治》流传下来的古方“补经方”基础上加减而成。

⑥ 幼稚子宫：子宫结构正常，但体积较小，多呈锥形，外口亦较小，子宫颈相对较长，常呈极度前屈或后屈；前屈者往往子宫前壁发育不全，后屈者则往往子宫后壁发育不全。正常情况下，女性发育成熟，子宫具备生育能力，但若脑垂体、下丘脑、卵巢等器官机能不全，子宫发育则会迟缓，而且其他第二性征也不可避免的受到牵连，直接导致无生育能力，也是一些女性不能受孕的隐性原因之一，在不孕患者中约占16%。严重的子宫发育不良患者，甚至合并内分泌功能失调及全身疾病。

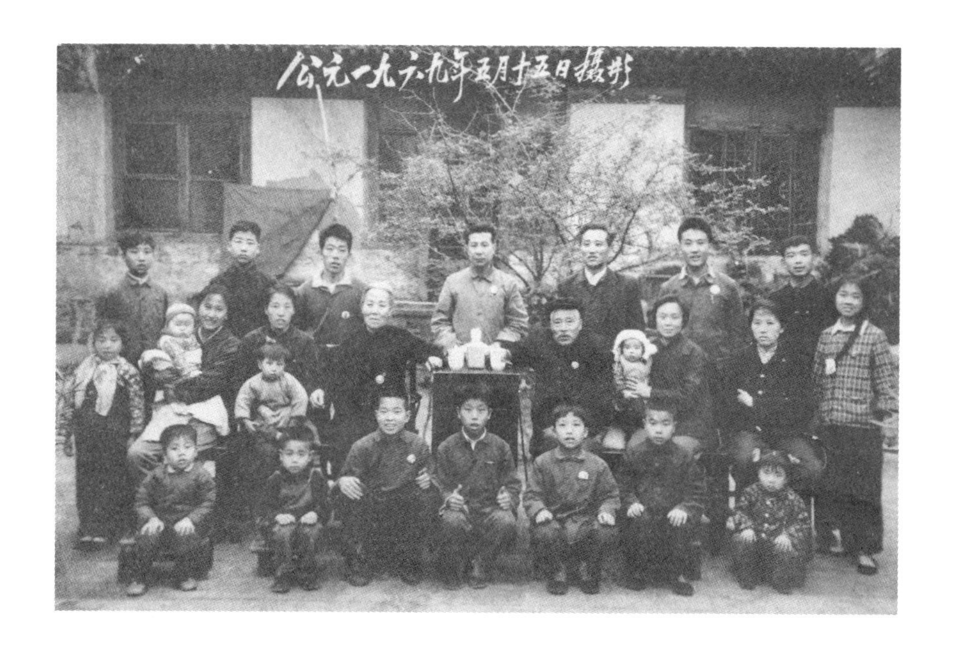

蹲在地上的，是王氏女科第 28 代传人们。都还是孩子，一张张小脸，有和同龄人一样的天真稚气，那时可已知道，长大以后，一个个都要担负起家族传承的担子，走上和爷爷一样的路。为女人操碎了心。再一一传承给他们的子孙。

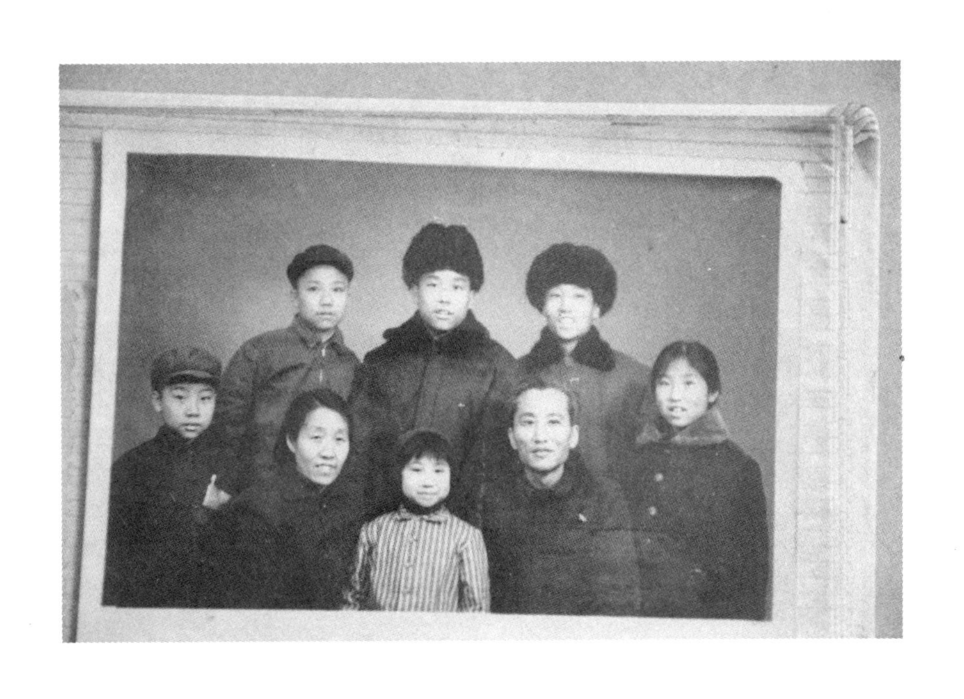

王氏女科其中一脉：王裕普三子（右二）王培尧和他的孩子们。

02. 卵巢不只要清爽，更要有温度

（卵巢囊肿里包裹的都是寒冷和坏脾气）

田：一直以来中西医都在探讨卵巢里面为什么有囊肿，你们的观点是什么？

王氏女科：四个字——温度，情绪。

囊肿还要分液性、实性（包块）。实性的可能就是巧克力囊肿，属于子宫内膜异位症的一种。所以，不是所有的囊肿都能治好，液性的能治，实性的不能治，这就是西方医学高明的地方，对于实性的、大的肌瘤或者肿瘤他们可以采取手术切除。

卵巢囊肿就是指卵巢内部或表面生成肿块。肿块内的物质通常是液体，有时也可能是固体，或是液体与固体的混合。卵巢囊肿的体积通常比较小，类似豌豆或腰果那么大，也有的囊肿长得像垒球一样，甚至更大。

巧克力囊肿是这样的，你可以在宫腔镜下看到子宫内膜样组织，由于这种囊肿内潴留的陈旧血瘀是像巧克力糊状的颜色，所以医生就称它为“巧克力囊肿”。虽然这种病初起只见有小型囊肿，但拖得时间长了，不重视治疗，就会出现每次月经来潮前后，腹痛剧烈。因为她的子宫内

膜组织异位，又受到卵巢激素的影响，很多人会发生周期性充血、出血还有剥脱等月经样变化，所以这个又叫做“卵巢子宫内膜异位症”。

现代医学的B超显像非常好，是目前辅助诊断子宫内膜异位症的有效方法，主要用来观察卵巢子宫内膜异位囊肿。

田：成年女性，卵巢有多大呢？

王氏女科：卵巢的大小和形状，也因年龄不同而异。在同一人，左右卵巢并不一致，一般左侧大于右侧。成人卵巢长度左侧平均为2.93cm，右侧平均为2.88cm；宽度左侧平均为1.48cm；右侧平均为1.38cm；厚度左侧平均为0.82cm，右侧平均为0.83cm。卵巢有重量，一般为3～4g。

田：这么轻啊。

王氏女科：卵巢开始逐渐缩小就在女人35～45岁。绝经期以后呢，卵巢可逐渐缩小到原体积的$^1/_2$。一般来讲，成人卵巢的大小，相当于本人拇指指头大小。一生中卵巢屡次排卵，卵泡破裂萎缩，由结缔组织代替，所以她的质地就会慢慢变硬。

卵巢就是分泌雌激素的地方，也是养卵泡的地方。雌激素和雄激素相对吻合了，卵泡就生长了。一个女子每年大概是要生长400个卵泡①，定期的放、定期的存。在女性的一生中，尽管有10万个原始卵泡，但仅仅只有400～500个卵子能够发育成熟并被排出，也就是说，一个妇女的排卵年限大约是30年。雌激素和雄激素基本上是平衡的。

田：什么情况下就长卵巢囊肿了呢？

王氏女科：原因太多了，排卵不正常也会长囊肿，月经不正常也会长囊肿。输卵管不畅通，输卵管的温度不够，再加上平时爱生气，爱吃冷的，喝冷水、矿泉水、饮料，包括忧郁症……水泡泡（液性）好治，肉蛋蛋（实性）不好治。这也是王氏妇科自己的体会。

田：现在什么类型的囊肿更多？

王氏女科：现在我们临床上显示呢，液性和实性的都多见；女性排卵周期正常，就形成经血了。每个月的月经必须将没有用上的卵泡以及脱落的内膜冲刷掉，经血如同潮水。如果这些内膜在宫腔走不掉，没有全部排干净，就会形成子宫内膜增厚，最后走不掉，温度要是不行，情绪要是不好，就可能随便到子宫哪里了，也可以说就生长到子宫任何地方了。为什么没有排干净呢？脱落不均匀是一个原因，子宫收缩不好也是一个原因。但是，究其根本就是肾亏。

所以，这个走不掉的东西它在子宫里的任何部位都可以生存，最后就长成肌瘤。子宫肌瘤的发病率，要比卵巢实性囊肿更高一些。

田：肾亏，很多人只知道这个概念，甚至被医生告知了也不以为然。觉得自己就是有点怕冷，有点腰酸，早早出现了几根白头发，或者情绪急躁……现在看来，这个肾亏不能忽视啊。

卵巢囊肿，说白了就是肾亏，也是温度问题。

王氏女科：温度、情绪，这四个字范围很广，什么都可以包括，包括男人和女人的许多病态。卵巢在临床表现上，月经出现紊乱了，就代表卵巢出现问题了。

田：只要月经紊乱就要警惕？我们能不能把它划分一个年龄段？比方 30 岁的女人、40 岁的女人、更年期的女人，月经紊乱都是一样的意义吗？

王氏女科：我们浩儿（王浩）在太原的门诊见过一个得卵巢囊肿的，你知道几岁吗？9岁。10公分的卵巢囊肿，超声波做下来是液性的，里面是水泡。现代医学认为，5.5公分就够做手术标准了，5.5公分以下建议吃药。打开以后，恶性的，整个半边全黑了，切完病检，恶性。现在已经把左侧卵巢切除了。最大年纪的，见过72岁的老太太得的卵巢囊肿，8.5公分。

所以，囊肿要是大的话，我们还是建议人家做手术。不要太过勉强，我们也有认怂的时候。小一点的液性囊肿，这个好治。

田：卵巢有囊肿的话，病人自己觉得是一个什么症状？会告诉您什么信息，小肚子不舒服？月经紊乱？

王氏女科：主要还是在月经上面。要时刻观察自己的月经。第一个就是月经紊乱，要么不来，要么来了不走。

但是这里面还是有些情况要斟酌。有些时候，比如说你走了15天月经，这时候查出卵巢囊肿，一定不能做手术。比如说月经来之后，持续了好长时间了，查出来卵巢有包块，这个期间，建议不要随便做手术。

月经调理得好了，月经一干净，完了一个礼拜之后再去重查，卵巢里的水液也许就没有了，这个类型的人很多。超声波只看有没有，但是究竟是因为什么引起的，前因后果是什么？它可关照不了。卵巢囊肿和子宫肌瘤这两种病，这两年看起来比较多，30岁～40岁女人卵巢的病，上升率特别显著。35岁～45岁之间得子宫肌瘤病的，也显得比较多一些。我把这个年龄段概括一下，当然不是说是特别准确，只是从我们的临床看诊，大致是这个年龄段。

田：很多人想预防自己不得卵巢囊肿，其实要想把卵巢囊肿的来龙去脉说清楚，再预防，还真不容易。

王氏女科：这种病就没办法预防。如果生活中不会养护自己就是防不胜防，不是说教你什么就是什么。

田：养生，养女儿身，如同养一株娇嫩的花儿。用心体会，用心打理，就会规避疾病风险。真有好多女孩子，严格管理自己的月经啊，体温啊，一丝不苟地了解自己身体。说来惭愧，我自己都做得不好，对自己的关怀太少了。咱们王氏女科给出了四个字：温度，情绪。我和大家一起好好体会吧。

① 卵泡：根据发育过程的变化，卵泡可分为原始卵泡、生长卵泡和成熟卵泡三个阶段。女性新生儿两侧卵巢就有 70 万～ 200 万个原始卵泡，到青春期约有 4 万个原始卵泡。每当月经周期开始，会有多个卵泡同时发育，但一般仅一个或两个卵泡发育成熟，其余卵泡则相继闭锁或消失。

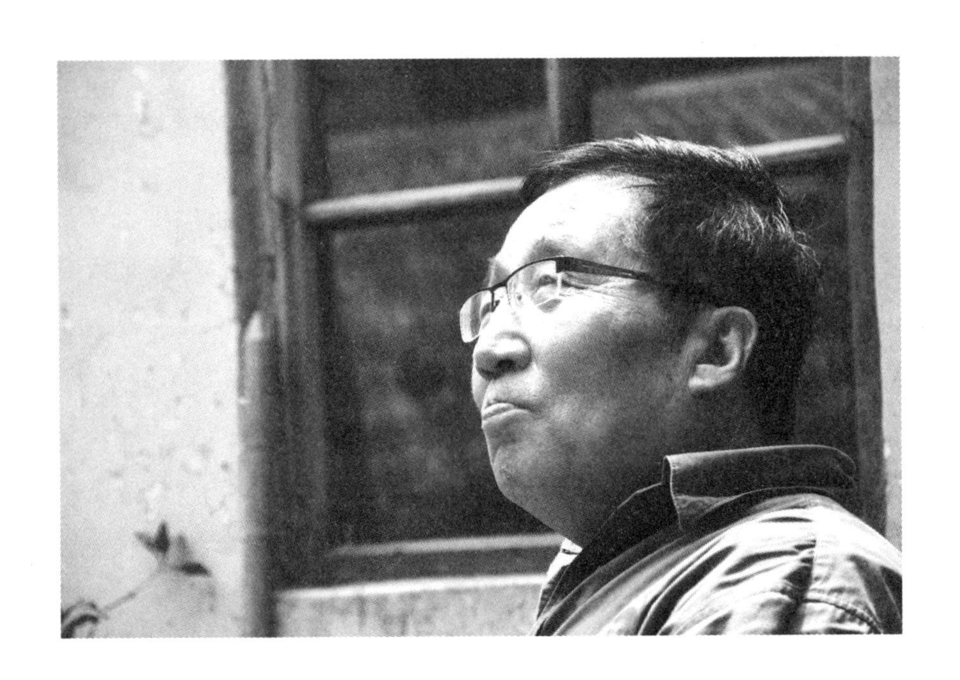

王楷明思考时的表情，作为王氏女科这一脉传人的老大哥，在临床治疗女性病上，像个将军一样，顾全大局，运筹帷幄。

03. 你不给它温暖，它就给你捣蛋

（你以为的那个病，可能根本不算个病）

田：总是怀念年轻时候粉嫩的脸啊。现在恐怕细致还在，粉嫩没有了。是不是女人都要这样走下去啊？咳，说这话我自己都不认同，我妈妈 73 岁的人了，还是白嫩的脸啊。的确，妈妈从来不吃冷食品，什么冰激淋、西瓜什么的。

王氏女科：女人冷暖不自知啊。没有人教给她这些。前一阵子我不是刚弄了个车吗？就想把车里头装潢一下，去人家那里装潢去了。一去了以后，装潢那个老板娘，就问我，你是干什么的？我说我是大夫，没想到她忽然就开始哭了起来。

我就问她，你哭什么呀？她说，我前天刚从五台山回来。我说，你干什么去了？她说，我就去问啊，说我身体病得就不轻，难受得不行，要什么时候我这个灾难才过得去啊？说完了以后，人家就跟我说你回吧，你回去以后，第二天就会有一个能给你治病的人。

田：之后您就出现了？

王氏女科：就那么巧！问完了她的病情以后，她还问我你真的是大夫？她还不相信呢！

她家不是有计算机嘛，我说你打开计算机，你先了解了解我个人的情况，我帮她把名字一输入，她就打出来了。她看了，她说：呀，我怎么就不知道呢！我说你是河南人，怎么能知道我们山西的情况呢！

田：她是什么病？

王氏女科：卵巢囊肿。她说是在右面的，卵巢囊肿，就是三公分多一点的囊肿，里头是积液。看了她的脉，一个是沉，一个迟，一个滑，还带点弦象，弦脉①。

这个老板娘，属狗的，三十二三岁，生了一个小孩。拿到她的医院检查结果，我看了看，完全是不需要做手术的病。我就告诉她说，你这个是小病，没事。

田：她听了以后肯定惊讶！

王氏女科：那是！原来，她就去了私人医院，在那已经做了五次手术了，一次就八千块钱人民币，一共去了五次，四万人民币。

田：面色是什么样？

王氏女科：面色挺枯糙，就是萎靡不振吧！

完了以后，我给她整个从头到脚，给她解释了一下，我说你这个病，就不算病，在我来看，你这个毛病，……因为她脾气不好，平时不注意，吃生冷，老吃凉的，包括吃面，她都要吃凉面、过水面（用凉水泡过的熟面条）。

她这个毛病，就我们说的，一个是情绪，一个就是温度。也才三十多岁，就是这样引起身体的问题，一个是虚，一个是衰弱。我说我给你弄点药，你吃吃就好了。最后她连我装潢的钱都不要了。

第一次，我也不问她拿药费；第二次，她说你这个药，你给我拿过来以后，这个钱我得掏，病人不掏钱，好不了病。

田：挺好的，这人也挺明理的。她吃几天了？

王氏女科：我昨天才从那里回来，还没给送过去。

① 脉象：沉脉者，“隐伏不显，重按乃得”，意谓“邪郁于里，气血阻滞阳气不畅；有力为里实，无力为里虚”。

迟脉者，“脉搏缓慢，一息三至或二至”，意谓“寒则凝滞，气血运行缓慢；有力为实寒，无力为虚寒”。

滑脉者，“应指圆滑，按之流利，圆滑如按滚珠”，意谓有“痰饮，食积，实热诸证”。

弦脉者，“端直而长，挺然指下，如按琴弦”，意谓“气机不利，肝失疏泄；主肝胆病、痛证、痰饮”。

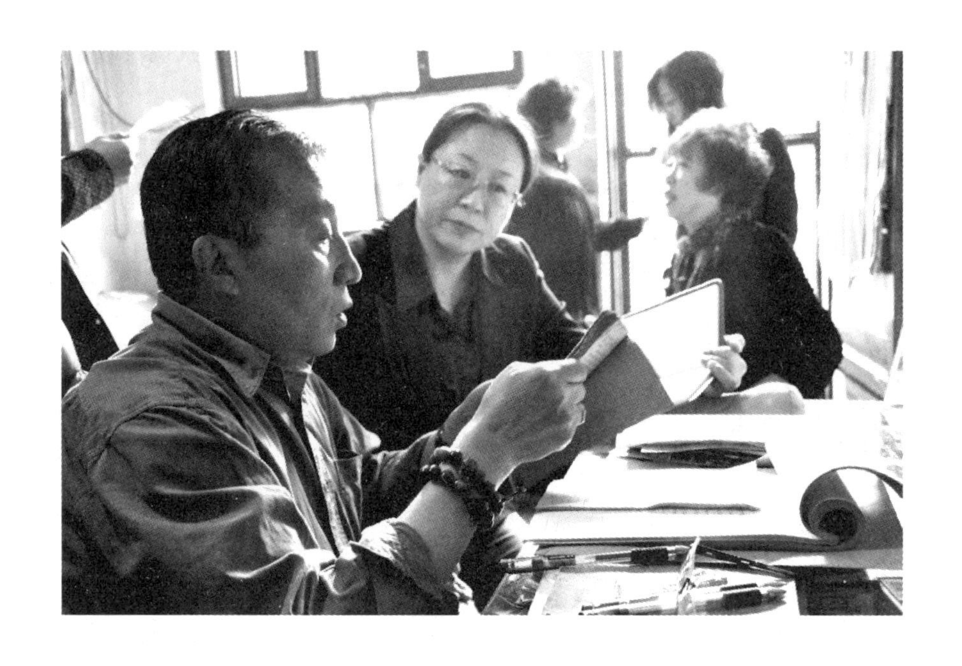

王家几兄弟的诊所都不大，但每天挤满了女人，有青春期宫血的少女，多次流产的少妇，怀不上的新媳妇，月经不止的中年女人……病例背后，是各式各样女人的故事。而王家兄弟更想让她们在意的是：首先，你要懂得，你是一个女人。

04. 别怕子宫肌瘤，有时候只当作感冒发烧

（女人的子宫肌瘤就好比发烧感冒，都不是个事儿！）

在榆次开坛讲座，讲女人。差点被感冒撂倒。

晚餐应酬，喝了些酒，夜里宾馆几多凉意，不小心受了风寒，加上奔波疲劳，四肢酸软，头晕乏力。随行的编辑用吹风机帮我吹了吹“风门”的位置，散了些寒气出去，算是舒服了些。

宾馆座落在郊区，周围没发现药店。早起，到餐厅要了大萝卜、核桃炒藕片，以食作药，保证肠胃清爽、排泄顺畅，不给感冒借题发挥的余地。之后，连着一天半的时间，都这样吃下来，病情果然没再加重，只是回太原的前一夜，头晕还在，身体仍然乏力。

第二天回到太原，见到王氏女科，我先行抱拳表示歉意：我今天状态可能不会太好，头又晕又疼，天昏地转的。

话刚落下，三哥王华就问：“头疼还是头晕？”

我说：“是疼，不是晕，是巅顶，这个脑瓜盖，疼啊！”

王华摇了摇头，说：“那你说得就不准确，这个地方啊，就没有疼的人。”

我又接着说：“疼的时候我就觉得凉，要搁手捂着它，摸哪儿肉都

疼，这太阳穴两边的两条青筋就爆起来了。眉棱骨疼……”

王华：“这个说得对！好多病人说不明白，他们说的头疼是个笼统的概念，头蒙、头重、头晕，都说是头疼，这个就错了。”

一番话，让我在心里说了声：赞！做为一名大夫，最不能缺少的就是心细，尤其是给女人看病的大夫。

田：咱们先从一张片子开始，这是一个47岁女人的子宫超音波片子，上面能看到有葡萄大的肌瘤，诊断书上写着“3.9×3.1cm的肌瘤，伴有子宫增大、内膜增厚”。

对一个女人来说，面对这样一张片子，她会觉得恐慌，但是做为妇科大夫，你们说了一句话，“就一个47岁的女人来说，子宫出现这样的一个片子，应该还算不错的”。这话怎么说？

王浩（后文简称“浩”）：就是说在临床诊断的病人当中，算不错的了，可以说这就不算什么大问题。

其实，这个东西是相对而言。拿到很多病人单子中来看，这就是什么问题都没有。您看，子宫肌瘤根据其与子宫的位置关系可分：1，浆膜下肌瘤；2，子宫肌层肌瘤；3，黏膜下肌瘤。其中属后一种对月经的影响大，可引起月经量增多明显，月经不调等症状。前两种对月经的影响不大。有些患者，她们来就跟我说要吃中药把这个子宫肌瘤消掉……我经常也跟别人说，看病啊，别随便画大饼，也别敷衍人家，我们实话实说，我没这个本事，我消不了所有的子宫肌瘤。

田：爸爸（王楷明）和三叔（王华）呢，你觉得他们遇到这个案例会怎么说？

浩：他们消过。但绝对不是百分之百的，他们绝对不给别人下定论，“能，没有问题”这个话不说。

田：很多女性搞不懂，前壁是怎么回事，后壁是怎么回事？为什么这个能消，那个不能消？

浩：您看啊，咱们就说子宫就像一个倒置的梨，说得普通点，它就是个袋子嘛。

田：有种说法，女人的手有多大她的子宫就有多大。

浩：不能这么说，您的手肯定要比您的子宫大。而且昨天这个病例，您看这儿写着“子宫增大，形态失常”，这是因为她在拍片子之前，憋尿憋得太厉害了，这个尿憋在膀胱里，甚至把子宫挤得有点变形了，所以就讲“子宫增大，形态失常”，这才合乎现实。

这其实是个正常现象。有的女人憋得太紧了，有的女人憋不起尿。昨天拍片子的大夫也说了，尿一半，或者尿一点，也别憋得太过分了。然后，他说这个后壁上的肌瘤，有点液化的意思，用西医的话说，这个肌瘤可以不用去处理，不用宫腔镜或腹腔镜去处理。

田：它自己可以慢慢消了？

浩：有可能，液化是什么意思？子宫肌瘤液化定义，肌瘤部分组织水肿，变软，然后坏死液化。若肌瘤小，无症状，通常不需要治疗。对身体也没有特别的伤害，而应该注意的是，每3～6个月复查一次。

来找我的病人，子宫肌瘤要超过6.5公分以上的，想吃中药消掉，我一般都会婉拒，我说我处理不了，我没有这个本事。我可以控制肌瘤的生长速度，控制它的大小，甚至让它由大变小一些，这些都可以，但是说吃中药完全把它消掉，至少我这里不敢说这个话。

你要说囊肿可以消，但是囊肿要分清楚，是普通囊肿，还是巧克力囊肿。

田：我记得我们写《子宫好女人才好》这本书，谈到了子宫肌瘤问题，谈到了在子宫的前壁、后壁，或者表面，或者肌层……很复杂[①]。

但是呢，对于一个 47 岁的女人来说，3.9×3.1cm 或者 2.1cm 这样一个肌瘤，在临床上来看你认为正常，这个大小呢？

浩：也正常，不大，没什么事。因为我们见到的啊，大部分都是已经超过 6.5 公分以上的了，就是大东西了。而且我们一般见到的多是多发性的，整个肌瘤里面，疙疙瘩瘩已经满了，就跟长了一串葡萄似的，到处都是。

田：爸爸和三叔、四叔，他们对这种长满的子宫肌瘤怎么认为？

浩：看年纪，比如说到 49 岁了，或者四十七八了（接近更年期），然后这种多发性的子宫肌瘤，又大，这种病人一般集中在出血的问题上。如果说是多发性的子宫肌瘤，比较大，出血又控制不了，他们就会建议去手术，中药这个时候就解决不了了。

田：这也是医生的无力。过去的女人呢？

浩：过去的女人出血控制不住就出死了。

田：过去的女人虽然生孩子多，但也有人长肌瘤。前面我们谈过，女人想养好自己不容易，更何况过去的女人生活困苦。

浩：所以也有。包括我爷爷他们那代人看病的时候，四五十年代，您说那个时候有肌瘤么？也有。这个子宫肌瘤就跟我们感冒发烧一样，太常见了。子宫肌瘤这个问题啊，让我爸来看，他们觉得见怪不怪，可以说就像感冒发烧一样，好比感冒流个鼻涕，很正常。这个东西没有一定的概率或比例，主要还是区别于你的体质、你的饮食习惯、你的起居习惯，你的孕产史……太多了。而子宫肌瘤本身就是属于子宫内膜异位症的一种。

田：我在想，这个子宫肌瘤在子宫里，就好比在我们的胃里，也会有浅表性胃炎[2]或其他什么的，由于你各方面的不注意，就会出现这个情况。大肠里也会长一些小结节或什么的，也是类似这个问题？

浩：凡是类似于容器的脏器，都可以长这些东西。但是实性的东西，比如说像肝啊、脾啊，这些东西长出来了，如果你长在里头了，慢慢地它会膨大出来，或者就直接长在外头了。就比如我们常说的肾囊肿、肝囊肿，有的是先天性的，原则上只要不超过5.5公分，我们不会去动它；有的是后天形成的，这个就和饮食习惯有关系了。

田：又是一个大话题。有心的人慢慢理解吧。

① 子宫肌瘤：请参阅《子宫好女人才好》第六章“重新认识肿瘤”；中国医药科技出版社出版。

② 浅表性胃炎：胃黏膜呈慢性浅表性炎症的疾病，属慢性胃炎中的一种，可因嗜酒、喝浓咖啡、胆汁反流，或因幽门螺杆菌感染等引起，表现出不同程度的消化不良症状；譬如进食后上腹部不适、隐痛，伴随嗳气、恶心、泛酸，偶有呕吐，亦可能出现因为胃黏膜急性炎症改变而导致的反复出血。

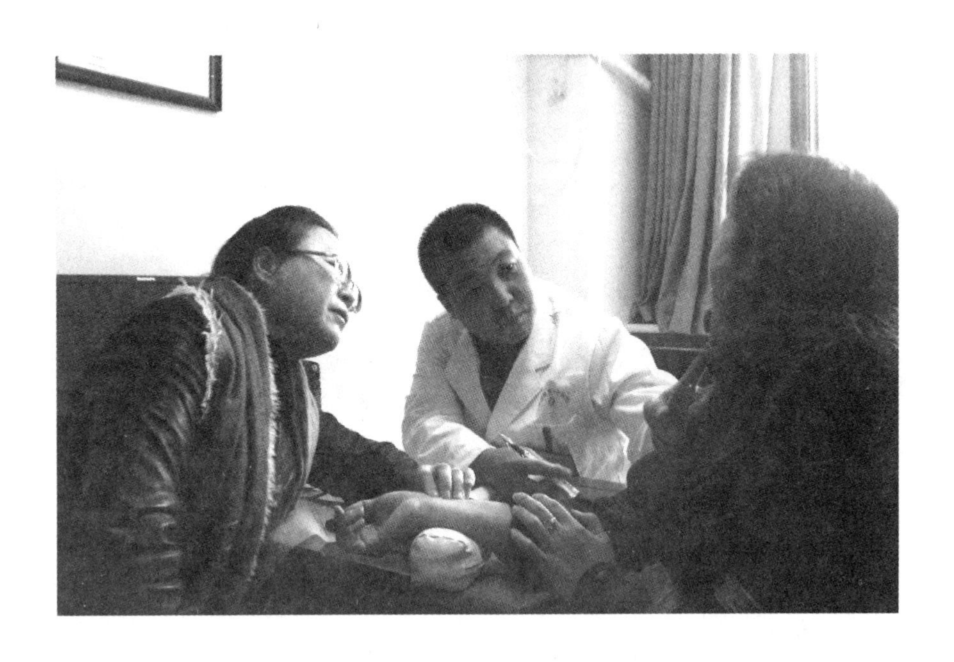

到王浩出诊的地方跟诊，又见许多形形色色的女人。有位女子，婉约、美丽，因为不想生二胎，已经做了几次流产，落下不少毛病。王浩说：田老师，有的女人就是怀不上，但是有的女人一碰就怀上。上天的安排，人类又能猜透几分？

05. 肿瘤恶变，也能打败女科八百年

（人只能迷信自己，因为天下没有神医）

田：也就是说，关于肌瘤的问题，其实没有必要太恐慌，恐慌的只是因为有伴随出血的症状？

浩：有瘤子不怕。比方说我们长青春痘，长几个疙瘩不怕，怕什么？怕的是恶变。子宫肌瘤的恶变率怎么说呢？谁也说不好。

要恶变了的话，这个病就有症状了，比如说这个女人莫名其妙地消瘦，没有其他症状，好好的就瘦了；然后呢，莫名其妙地低烧；平时不在经期的时候，出一些带下，出现一些不干净的东西，比如说红颜色的带，比如说发黑的带，发绿的、发青的带。

有一个特别重要的症状，就是特别臭、难闻，证明就是问题不太对了；而且整个人，脸上已经挂上土色了，一看这个人就不对了。

我出门诊见过 3 ～ 5 例吧。跟我爸一起出诊的时候，在别人家见过一例，那个女的疼得跪在床上，前滚后翻的。我记得是大年初五，一个卖海鲜老板的小姨子，就疼得实在受不了了。那女的就说，我在临死前，最后一面，我想见一下王大夫，说的就是我爸，就说死得放心了，就算了。

我爸一听，那就去一趟，正好我也在家，我说我也得去一趟。我们去了以后，我爸一进门，然后那个女的还是跪的，给我爸磕了一个头。因为她原来生孩子，包括以前出血，都是咱给她看好的，她这一辈子就只信这一个人。

她整个脸就是发黑，花盆里的土那种颜色。我爸一看就跟我说，这个人如果能熬过正月十五，就算不错了。唉，正月初九还是初十，就过了五、六天就没了。这个女人四十三四岁吧。

田：你爸也没办法了？

浩：她得的是子宫内膜癌！

她一开始是因为月经不调，就老出血，功能性子宫出血。后来功能性子宫出血治好以后，还怀了个孩子，生了孩子之后第几年，就又出现这个出血的问题，不间断地出血。

她就是吃一段药好一段时间，就不吃了。吃一次好一段时间，后来我爸说你干脆去太原检查一下吧！结果来太原做了个病检，在肿瘤医院，就检查出了子宫内膜癌，再没有多久，这个人就……特别快啊，原来这个女的白白胖胖的，发现以后，整个人特别明显，特别快，暴瘦下来。

田：早期有迹象？

浩：这就是大夫的经验问题了，你看有些不好的病来了以后啊，我爸搭脉的时候，心里就有了数。但有些话当然不方便在病人面前说，因为你毕竟是搭脉，你又不是做病检，或者做超声波可以很直观地看到。等病人走了之后，我爸就会告诉我说：“哎呀，估计这个人不对！”他一说这个话的时候，我就心里明白，估计这得了什么不好的病了。

碰到多少次了，他认为他开三、四副药就能解决的问题，结果这个病人来了五、六次了，吃了快20副药了，好了又病了，病了又好了，而且中间隔的时间不长。他在搭脉感觉的时候，再看这个人，还喜欢问问人家这个属相，然后今年是什么年，然后她是属什么的，她爱人是属什么的，她儿女们是属什么的，然后再看看别的，临走告诉我，这个人估计不对。很多情况就验证了，有些人来了过段时间，真的就没了。

我跟您讲，田老师，就像您昨天说，“一母生九子，九子各不同”，我们同出于一个祖师爷，但……子宫内膜癌，像三叔如果碰到这种问题，给你治了一次症状缓解了，然后下一次再来，又出血了，连续不断地这样出血，三叔就会告诉你：“我不看了！”就知道有问题了，这已经不是我能解决的问题了。

田：有些问题，就是无力。天下果真没有神医。

浩：对，可以这么说。我们同出于一个祖师爷——王裕普[①]，一直教到我们这一代，您说我和我弟，同样是一个师父带出来的，我们家里经常是我爸、三叔、四叔坐在一起，然后我们几个小的坐在一起，逢年过节或者周六、周日，就谈一些问题，但是谈出来的这个问题，我和我弟两个人也只能是各自有各自的领会。

① 王裕普：山西四大名医之一，人称“妇科神手”，王氏女科第26代传人。

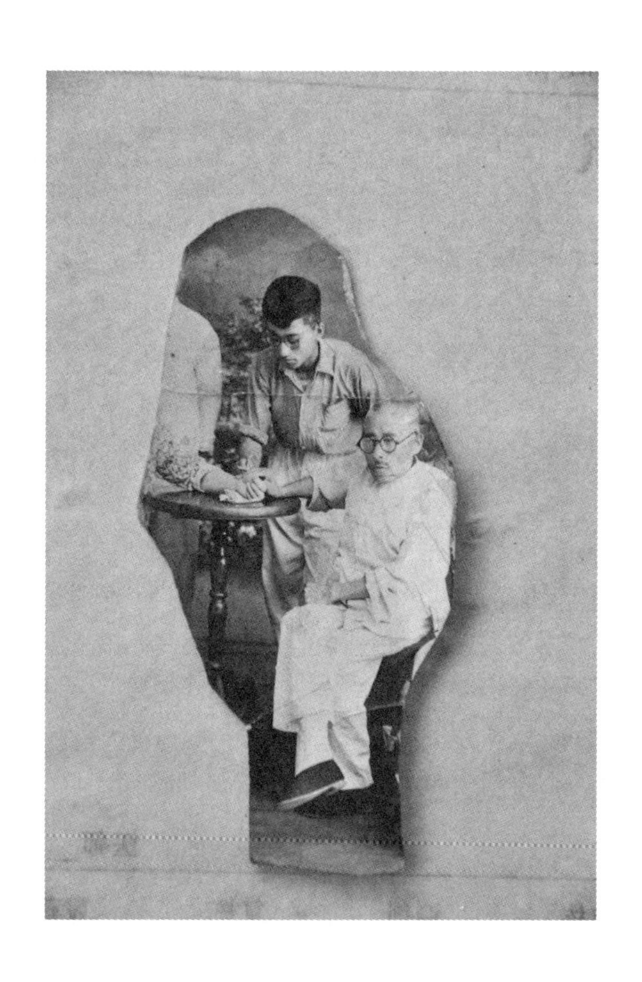

王裕普，王氏女科第 26 代传人，山西省“四大名医”之一。照片已经残缺，好在留了下来。

06. 就算小孩哭了，也不该给糖吃

（子宫肌瘤这东西，是从小埋下的祸根）

田：看不见的子宫其实会说话。遗憾的是我们有些女人太“女汉子”了。反倒肌瘤问题不用太紧张，要正确认识。

浩：这个肌瘤可以追溯到什么时候呢？可以追溯到刚来月经的小女孩，都可以有。甚至说，只要你家生下姑娘，从这个姑娘两三岁自己能吃饭开始，你就要开始注意了，你只要能盯得紧的话，她将来不会得什么病。还有千万注意不要流产。

田：三四岁的女孩儿，怎么去关注她的子宫呢？

浩：饮食呀！这是最重要的一点。

田：你在临床上见过最年轻的，出现子宫问题的女孩是多大？

浩：我见过 17 岁的子宫肌瘤。我爸和三叔他们更是见过太多了。

田：也就是说一个肌瘤，三四十岁的时候发现它了，其实它可能已经长了十几、二十几年了？

浩：对。所以我说，到了四十多岁的时候，长个两到三公分的肌瘤，太司空见惯了！我见过最大的肌瘤，她坐在这儿，你就能看得见，小肚子这一块儿是鼓着的。

田：现在说到肌瘤问题，女人们很紧张，因为有些医生会告诉你，你这个有可能癌变、你这个要切除等等，但是透过跟你聊这个话题，就好像肌瘤之于女人，就像感冒发烧一样，很常见，就不需要过度紧张？

浩：太常见了。这个子宫肌瘤，类似于我们体外的脂肪瘤。这个东西追溯到根上，就是从小伴随而来的问题。

田：就是小孩子们的饮食问题？

浩：饮食，还有这个小孩的生长环境，脾气性格。

您说，为什么所有的孩子都这样，哄小孩就给他糖吃？所有人都喜欢吃甜的。为什么？生下来就吃妈妈的奶，乳汁甜不甜？所以就习惯了这种味觉。

孩子大了之后，尤其女孩子更喜欢吃甜食，加上现在这个社会，吃的东西太多了，蛋糕、点心，各种糖果，各种油炸食品，炸鸡块、汉堡……什么都有。凡是这种甜的、油腻的、难消化的东西，最基本的，它都是能产生痰湿的东西。

肿瘤是什么？痰包块嘛①！人体内外上下之包块、疮疡、瘤等诸证，中医叫做“痰包”。

《丹溪心法》里说：“凡人身上下有块者，多是痰。”又名“痰核”证。“痰包”的形成，《医宗金鉴》有说：“气血痰涎凝滞，日久聚结不散，肿块逐渐增大。”气血失调是因，痰聚为包是果。由于人体脏腑失去正常生化输布功能，再加上寒热、气火等原因，影响了津液的正常输布与运行，湿聚不化，形成了痰。

给孩子吃的这些个东西，都能引起痰湿，累积下来，日后有什么问题，就不好说了。

① 痰证：《医林绳墨》：“或因风寒暑湿热之外感，或因七情、饮食之内伤，以致气逆液浊，而变为诸症之所生焉。”《张景岳全书》：“五脏之病，虽俱能生痰，然无不由乎脾肾。盖脾主湿，湿动则为痰；肾主水，水泛亦有痰。故痰之化，无不在脾；而痰之本，无不在肾。”中医认为，体内的痰湿，本为引发诸多疾病的祸首，包括肿瘤、癌症。在饮食方面，甜食、精致的面食品、油炸食品与过多的肉食，皆容易生痰，因此医生通常都劝诫炎症或患有肿瘤的病人，少碰这些食物，避免恶变、癌变的几率。

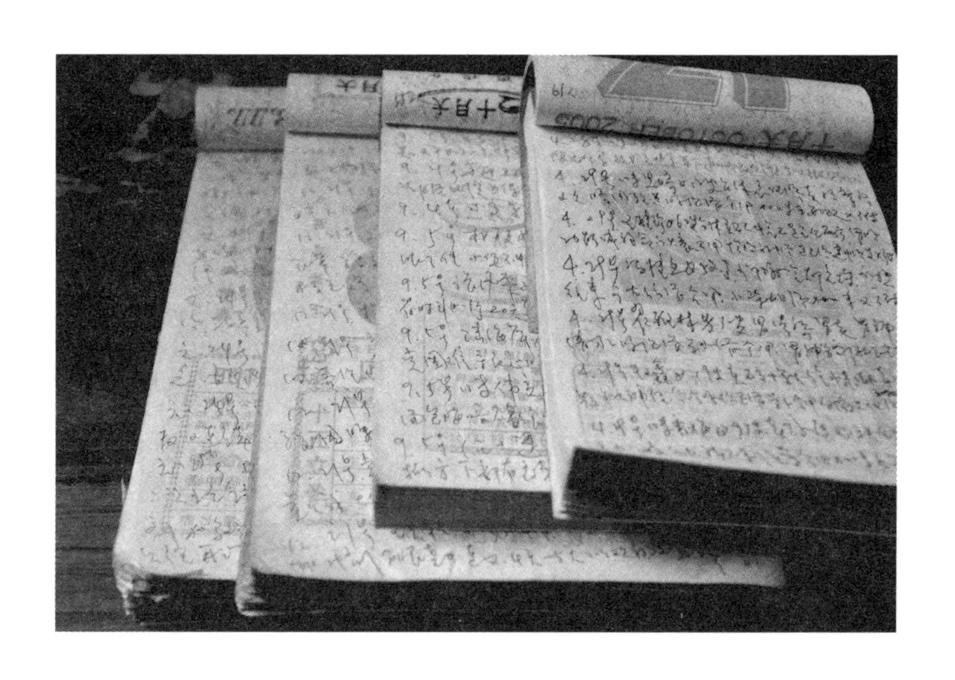

王楷明写在台历上的病例，环保，而且方便得很，后面是病例，前面就是日期。

子宫第三乐章·面对周期

01. 准时报到了，还怕感冒给打乱了

（经期感冒小柴胡，保养卵巢吃维 E）

[诊室现场]

诊室里来了一位四十几岁的病人，人很瘦，说话时声音特别低，明显底气不足的样子。

她来找老大王楷明看闭经问题——她最后一次月经，是去年 9 月份，相隔 9 个月的事情了。

病人脸色有些苍白，说话时带着鼻音，在王楷明的深入追问下，话题从闭经，转到了反复感冒上。据她自己说，光是今年，就已经感冒了 5 次，这回是第五次，持续了将近一个月也没有好彻底，成天感觉头晕晕的。

王楷明耐心地给她分析：“你这个是重复感冒，前前后后反复感冒，还没有好就又感冒了。在中医来说，叫少阳证，忽冷忽热，脉象上有肝火，这就代表了你的性格了。你这个性格啊，不行，一个是要强，再一个是干活太狠，只要有点精神你就要干活。你有时候想发火是不是？”

病人说：“我现在一般不发火，有时候觉得脑子里昏昏的，也不是

晕，就好像是总不清醒的样子。”

王楷明说：“想发火发不出来的意思是什么？是本身的底气不足，想发火没地方发。我把你全身的感冒清了以后，你就有精神了。”

听了患者这些话，让我想起女儿和身边的年轻女性朋友们，在说起自己生理期种种不顺的时候，往往也会提到感冒。要么是每次感冒后没多久，月经就到了；要么是一来月经保证感冒；要么是月经刚走就染上感冒。月复一月，总是如此。女孩子们比较一致的说法是，生理期嘛，免疫力低下，就容易感冒。

然而，真相真的有这么简单吗？女人的感冒，与经期到底有着什么样的密切关系？

田：典型的重复感冒。您说她属于“少阳证”。这是一个出自《伤寒论》的中医名词，少阳经上的病。“少阳证”[①]的主要症状是什么？

王氏女科：实际上，少阳证的主要表现就四个字，“重复感冒”；原来感冒没好，又感冒了。出现了口苦，两肋憋胀，头晕。

我从学《伤寒论》给人看病到现在，可以说是百发百中，只要是重复感冒，就用“小柴胡汤”[②]加减。张仲景这个少阳证的小柴胡汤，这个方子可以说不光能治少阳证，能治的病太多啦。

田：重复几次感冒，才可以定义为“重复感冒”？

王氏女科：三次。就是感冒就没好过，好不彻底。可是典型的症状必须要抓住一个口苦，“少阳之为病，口苦，咽干，目眩”，这是总结的几条，但是后面还有附和的症状，比如说“胸胁胀满”。

田：我有时也会有胸胁胀满的感觉，不舒服。

王氏女科：我计划给你开的方，就是小柴胡汤为主，把太阳经的药，再适当用一点。太阳经的药是什么呢，“桂枝汤”[③]是个代表；桂枝汤治疗的就是“太阳病”。什么叫太阳病呢？“脉浮，头项强痛而恶寒”[④]。它治疗的是什么呢？“发热、汗出、恶风”[⑤]，出汗了，还怕风。

田：出汗就怕风，一点风都怕！只是这个阶段啊。

王华：所以你是小柴胡和桂枝汤的病。桂枝汤就通血脉嘛，同时调你的经期感冒。比如说经期感冒了，发热、汗出、恶风，口苦，咽干，目眩，胸胁胀满，头疼。所谓的目眩，不是说你看这个东西就晃，实际上就是说头晕，头晕所以你才目眩。

田：所谓目眩，不是眼睛出了问题，根源在头晕？

王氏女科：对，眩也是晕的意思。张仲景的书上头，就没头晕这个名词，只说是眩。为什么说眩晕？眩在头前，晕在后面呢！

田：这个好！前面眩，后面晕。再接着讲，第一个是太阳病的桂枝汤，第二个是少阳病……

王氏女科：太阳病首先传变阳明，就是表证（症）传里的一个现象，就是书中说的“阳明之为病，胃家实也”， 就是说胃里有堆积，有呆滞。

还有个“麻黄汤”[⑥]没有说，麻黄汤是治不出汗的。无汗不用桂枝汤，有汗不用麻黄汤，这是个规矩。

田：为什么会出现恶风啊？

王氏女科：你这种情况啊，就是外感风邪，受邪是太阳经，然后传里，就传到胃了，就“胃家实”，胃就出现胀满的现象，而小柴胡汤治疗的就是太阳跟阳明当中的那个，就是少阳病，那个叫作“半表半里”。

田：小柴胡汤治疗的是半表半里的病。谨记。

王氏女科：这就是六经传变当中的“阳经传变”，太阳—阳明—少阳，关于六经传变规律，《素问·热论》就指出：“伤寒一日，巨阳受之”，“二日，阳明受之”，“三日，少阳受之”，“四日，太阴受之”，“五日，少阴受之”，“六阳，厥阴受之”，以示为之次第。阳经传变以后，再往内变化就转阴了。

学中医的时候，要是学针灸学得好，它每个经跟每个经都是相互衔接的，然后它就周游全身，这叫作“十二正经”。张仲景说的是六经辨证，实际上这个情况，就是十二经。十二经就是“手三阳经、手三阴经，足三阳经、足三阴经”，这就十二经了。十二经互相传变，这就与脏腑有关系。这些看书就明了了。跟你说的这个，就是我们临床实际当中的应用。

桂枝汤的作用是调和营卫⑦的，“营行脉中，卫行脉外”，它有这个神奇的效果。同时，也治心脏病，就是心脏的心血管堵塞。现在用桂枝汤治疗心肌梗塞，就加两味药，一个黄芪，一个丹参。但是，这个我们还要实事求是的理解这个问题，他那个心肌梗塞，很可能是轻的，重的不行。

昨天我还看了一个讲座，说了一个病例。这个病人心肌梗塞到什么程度呢？做支架的时候，就是探头都打不进去，这个心肌梗塞的地方，就好像石头一样，后来索性就用电钻打。像这么重的心肌梗塞，桂枝汤能治疗？不行的。

所以桂枝汤说是能治心肌梗塞，也是在一定的程度上可以用，但不是说所有的心肌梗塞，桂枝汤都可以治疗。这个才是实事求是，正确的认识。

田：像这种好像已经石化的心肌梗塞，是桂枝汤治不了的，但对心肌梗塞的初期，或者说做为预防，它能够及时地疏通？

王氏女科：比如说感冒了，或者说心里头不高兴了，还有就是劳累了、受凉了，觉得心窝这个地方不舒服，这个桂枝汤真的很好，四通八达，哪儿都去。

田：就用原方上面的剂量吗?

王氏女科：现在有点改动。桂枝汤方歌上写的就是“解肌发表调营卫”，其实他写得太局限了，它的作用太多了。

田：也许古人的话就是言简意赅，你必须得自己去经验、理解。桂枝汤的原方很多人在用，我身边一些学习中医的孩子会自己配一些留存，感冒了，就会煮来喝。这些经方实在美妙。

王氏女科：刚才讲的小柴胡汤还有一个好作用，就是经期感冒，不一定有口苦的人。

田：经期感冒其实很常见，要么是每次来月经之前感冒，要么是经期中间感冒，还有的人月经一走就感冒……这个时候可以喝小柴胡汤?

王氏女科：这个小柴胡汤有个批注，这个批注上头就说呢，我给你列了这么多症状了，他最后一句是什么呢？“但见一证便是”⑧，有一个症状出现就可以用。

但是，你不要理解为咽干的病人就要用小柴胡汤，这个要除外。这个咽干，是在口苦的情况下产生的，而不是说咽干就是咽干了，这个必须要理解。

像你这两天的感冒啊，不吃汤药也行，一个是“小柴胡冲剂”，可以喝一下，另外那个“藿香正气胶囊”，你这个是合并肠胃感冒的，吃上三天就好了。就这么简单！

田：我今年一年，基本上都是在各个城市之间穿来穿去。在成都四十天，北京一周，又跑到东北将近十天，再回北京一周，又跑到太原。在这之前，我还到了南通、南京、江阴、香港、深圳……基本上就没停下来。所以，今年觉得我的身体其实已经有进步了。

王氏女科：可以了，能跑这么多地方。这次见你，比前年要好看得多，现在关键是注重你的卵巢保养，减缓老化速度。现在你在保护卵巢上面吃的什么药？

田：没吃过。

王氏女科：可以考虑吃点维他命E，这个对卵巢效果相当好。就是注意，要找那种医药用的维他命E，不要什么保健的，也就是要便宜的那种，不要太多功能的。一天两颗，又能保护卵巢，又能养颜。

田：就单独吃维生素E？这个有没有阶段性，比如吃多久算一个阶段，然后就适当地停一停？

王氏女科：这个要慢慢来，吃一个阶段，比如一个月吃十天，吃上3个月，自己就会有一点感觉，我们建议小量慢慢补充。

田：好！这“阳经传变”三条线路是怎么传下来的，再清晰地说一说。先是太阳受寒，等于说表皮的开阖不好，营卫不好，然后又传到少阳，少阳是半表半里，半表半里的疾病表现为腹胀，然后口苦、咽干？

王氏女科：六经传变的一般规律：六经之中，三阳主表，三阴主里。三阳之中，太阳为一身之藩篱，主表，阳明主里，少阳主半表半里；三阴之中，太阴居表，依次为少阴、厥阴。外邪循六经传变，由表入里，渐次深入。也就是太阳→阳明→少阳→太阴→少阴→厥阴。

理论上是可以这样讲的，但实际上有的时候，临床上碰到有的毛病，一开始就是阳明，不能死板教条。六经传变的特殊规律：六经传变不完全按着六经次序循经相传，还有一些特殊的传变形式。

（1）越经传：越经传是不按六经次序而传变。如由太阳而传至太阴。

（2）表里传：表里传是表里两经相传。如由太阴而传至阳明。

（3）直中：凡病邪不经三阳经传入，而直接出现三阴经症候者，称直中。如直中太阴或少阴，以直中太阴为多。因素体脾胃阳虚，所以发病即现太阴症状，称之为直中太阴。

（4）合病：两经或三经同时发病，因而两经或三经症候同时出现，而无先后次第之分者，称为合病。如太阳阳明合病、太阳少阳合病、三阳合病等。

（5）并病：一经症候未罢又出现另一经症候者，称为并病。与合病不同之处在于前一经症候还在，而后一经症候又具备的条件下，两经交并为病，而有先后次第之分。

所以医生的临床经验就很重要了。

田：但是怎么理解张仲景这个传变呢？他为什么提出来这个传变？是不是也在暗守一种规律？疾病一定是从表至里的。

王氏女科：对，他总结这个六经传变的时候，是按这个规则去传变的，但是实际上在临床上的时候呢，有的人是已经传变了，但是你不知道，这就考验那个大夫的水平了。这种传变规律反映了疾病由表入里，由阳入阴，由轻而重的发展趋势。

田：对于女性来说，怎么样才能捕捉到她是在少阳，在这个半表半里的阶段？就像我刚才说的那个经期感冒，月经一来就感冒，月经完了以后自己就好了。

王氏女科：一个是月经一来就感冒，还有刚才说的反复感冒，都属于小柴胡汤证的范畴，都是少阳病。然后到了阳明的时候，就到了胃里了。

一个是胃，一个是小肠，大便不畅通，有堵了。张仲景有三个承气汤，“大承气汤”、“小承气汤”，还有一个“调胃承气汤”，这个都是治阳明病的。但比如说是大承气汤，“痞、满、燥、实”，这必须是四证（症）俱全。

田：就是说大便干燥到一定程度了？

王氏女科：对。“大承气汤用硝黄，枳实厚朴泻力强，痞满燥实四证（症）见，峻下热结第一方”，去掉一味药，去了芒硝，大承气汤就成了小承气汤了⑨。这四个症状（痞、满、燥、实），少了一个症状，就成了小承气汤的三个症状了。大承气汤是四个症状，最后这个调胃承气汤，就是最小的一个方子，它只是一个大便不通的现象。阳明经的这几个方子，在很多大医院都在用，包括比如说肠梗阻，或者手术以后大便不下来，他就用那个东西。

田：不知道学院派出身的，有没有用得这么清晰和精当。

王氏女科：这个东西怎么说？看病跟念书是两码事，念书，理论讲得好，可不见得看病看得就好，病人有些时候随随便便说句话，其他大夫可能就过去啦，但是我马上就捕捉到了。病人坐下，我给她看，你跟她两个谈话，你两个说了句什么话，我就知道了……

藿香正气散

出处：《太平惠民和剂局方》

方药：大腹皮、白芷、紫苏、茯苓（去皮）、半夏曲、白术、

陈皮（去白）、厚朴（去粗皮，姜汁炙）、苦桔梗、藿香（去土）、甘草（炙）

功用：解表，化湿，理气，和中。多用于外感风寒，内伤湿滞，头痛昏重，胸膈痞闷，脘腹疼痛，恶心呕吐，肠鸣泄泻等症；对夏季暑湿感冒，效果尤为显著。

大承气汤

出处：《伤寒论》

方药：大黄、厚朴、枳实、芒硝

功用：阳明腑实证，大便不通等；热结旁流，下利清水等；里热实证之热厥、痉病或发狂等。现代许多学者亦多应用于急性肠梗阻，急性胆囊炎，急性阑尾炎等等。但因药力峻下，必须慎用。

小承气汤

出处：《伤寒论》

方药：大黄（酒洗）、厚朴（炙，去皮）、枳实（大者，炙）

功用：伤寒阳明腑实证，谵语潮热，大便六七日不通，胸腹痞满，舌苔黄，脉滑数，痢疾初起，腹中疠痛，或脘腹胀满，里急后重等功效。

调胃承气汤

出处：《伤寒论》

方药：大黄（去皮，清酒洗）、甘草（炙）、芒硝

功用：阳明病胃肠燥热，蒸蒸发热，口渴便秘，腹满拒按等；亦多用于肠胃热盛而见发斑吐衄，口齿咽喉肿痛，中消，疮疡等。

① 少阳证：源自《伤寒论》，医圣张仲景将人体外感风寒而有的病变，区分为太阳、阳明、少阳，以及太阴、少阴、厥阴，论述由表至里，三阳三阴的传变与辨证，后世医家简称“六经传变”。少阳证，或称少阳病，就是半表半里的阳实热证。

② 小柴胡汤：方剂主治参考《汤头歌诀》（方歌）：“小柴胡汤和解功，半夏人参甘草从，更用黄芩生姜枣，少阳为病此为宗。”

③ 桂枝汤：方剂主治参考方歌：“桂枝汤治太阳风，芍药甘草姜枣同，解肌发表调营卫，表虚自汗正宜用。”

④ 原文：“太阳之为病，脉浮，头项强痛而恶寒”。

⑤ 原文：“太阳病，头痛，发热，汗出，恶风，桂枝汤主之”。

⑥ 麻黄汤：方剂主治参考方歌：“麻黄汤中用桂枝，杏仁甘草四般施，发热恶寒头项痛，喘而无汗服之宜。”

⑦ 营卫：中医所说“营气”与“卫气”的合称。《中医大辞典》（李经纬、邓铁涛）：“两气同出一源，皆水谷精气所化生。营行脉中，具有营养周身作用；卫行脉外，具有捍卫躯体的功能。”营气循行于脉中，是血液组成的重要成分，一般亦以“营血”并称；卫气周行于脉外，具有护卫人体、抵御外邪入侵的作用，《黄帝内经 · 灵枢》：“卫气者，所以温分肉，充皮肤，肥腠理，司开阖者也。”除了饮食之外，卫气更攸关于正常的睡眠。

⑧ 原文：“伤寒中风，有小柴胡证，但见一证便是，不必悉具。”一般将《伤寒论》中所指“寒热往来，胸胁苦满，默默不欲饮食，心烦喜呕”，视为“小柴胡汤四大主证”。

⑨ 大承气汤、小承气汤、调胃承气汤：参考方歌：“大承气汤用硝黄，配伍枳朴泻力强，痞满燥实四证见，峻下热结宜此方；去硝名曰小承气，便硬痞满泻热良，调胃承气硝黄草，便秘口渴急煎尝。”

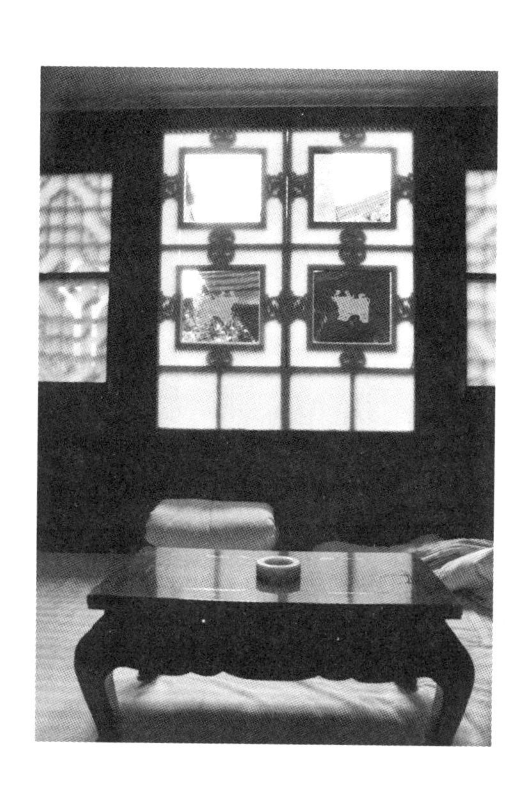

在平遥古镇下榻的客栈房间。别有韵味。

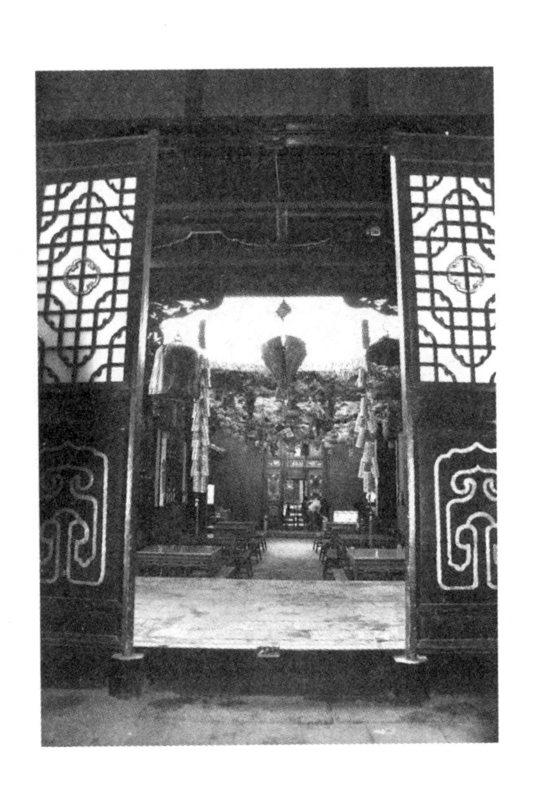

客栈的小院。一片安宁。

02. 女人跟着时代变了，用药也跟着女人变了

（宝贝小柴胡！有大夫就用了一辈子的小柴胡汤）

做为王氏女科第 29 代传人，刚过 30 岁的王浩，在针对一些问题侃侃而谈他的观点时，我着重地观察着王楷明的表情，他很少在儿子说话的时候插话。

我对王浩说，你父亲很赞同你的话，看来可以出师了。王浩回答我："田老师，我说话一定要注意的。我说每一句话的时候，都是已经脑子里考虑了好几遍才往外说，我要说错的话，老爸就生气了。我怕骂。"

我问："现在还骂？"

浩："那是，开玩笑，别以为都三十好几了，都当爸爸了又怎么样，照样骂。我们家就这种家风。比方说，我不喝凉水，尤其是夏天，不喝凉水，这也算是我们家的家规。

当着我爸和叔的面，我不敢胡说，也不能乱说。你们在我家就没有观察到一个现象？他们长辈在说话的时候，我都不多说话。"

田：这几天，我们谈出一些经典方子，这些方子在使用上，多数会

临床变通?

王氏女科：现在我们用傅青主的方子，其实99%都变化了，就没有说是在原方基础上一成不变用的。

记不记得在五年前的时候，我们就说过这么一句话，古时候医家的经典，你要分析他的成书年代。以前都是什么？都是战乱，饥荒。《伤寒论》是怎么出来的？贫苦、瘟疫，这是历史背景。而现在人们得各式各样病的原因是什么？白面吃得多了，好的吃得多了，吃得太好了[①]。

时代都变化了，方子也得跟着变化。这是第一点。第二点，为什么《傅青主女科》产后病的方子我们现在用得少？因为大家都懂得善待自己了。现在的人已经知道，生了孩子以后，要保暖，要吃热的，有的人还雇保姆、月嫂[②]，过的是跟过去官宦人家夫人的生活没有两样，生活条件上来了。过去人没有这个，生完孩子，就下地工作了。

田：过去的产后病都是什么病?

王氏女科：多了，产后头疼、腰困、遍身痛，月经不调，带下病等等。

现在也不是说少了，但是表现的症状不明显了。有的人是连带症状。“王大夫我生了孩子了。”多长时间了？“半年了，这个腰痛得就不行。”问她白带多不多？“对对对，白带是特别多。”这个时候，我们要连白带、腰困一块治。顺便你再问她月经的问题，这是一个产后大的方向。

我们以前有一个什么方子，就是治产后女人外阴疼痛，不是说现在的什么侧切、二度撕裂伤，不是这个问题。就是女人生完孩子以后，上厕所的时候，以前的卫生间是什么条件？以前叫茅房，漏风，对不对？吹着屁股了，吹着腰了，吹着外阴了，受风了。现在有吗？没这个问题了。

田：还有一个思路，不管傅青主还是追溯到黄帝，都是先掌握了一种自然生命的规律，在这个基础上又总结出规律的方子。那么当你也掌握了这个规律，在方子上就可以灵活变通。但是也有守着经方不动的中医，看病非常好。

王氏女科：当然。仁者见仁智者见智。也有后世的医家拿到前辈的方子都在变通，只不过掌握得到不到位，这是宗旨。比如山西省的朱进忠老先生号称“小柴胡先生”，用了一辈子小柴胡汤，所有的病都是小柴胡汤加减。效果也很好的。

① 白面吃得多了：山西向以面食为主食，“白面”意指过度精致的食物，表示吃得太讲究。

② 月嫂：协助产妇坐月子，并照顾幼儿，经常得身兼保姆、护理、厨房料理等工作的高级家政服务人员，为 2005 年以后才有的行业名词。

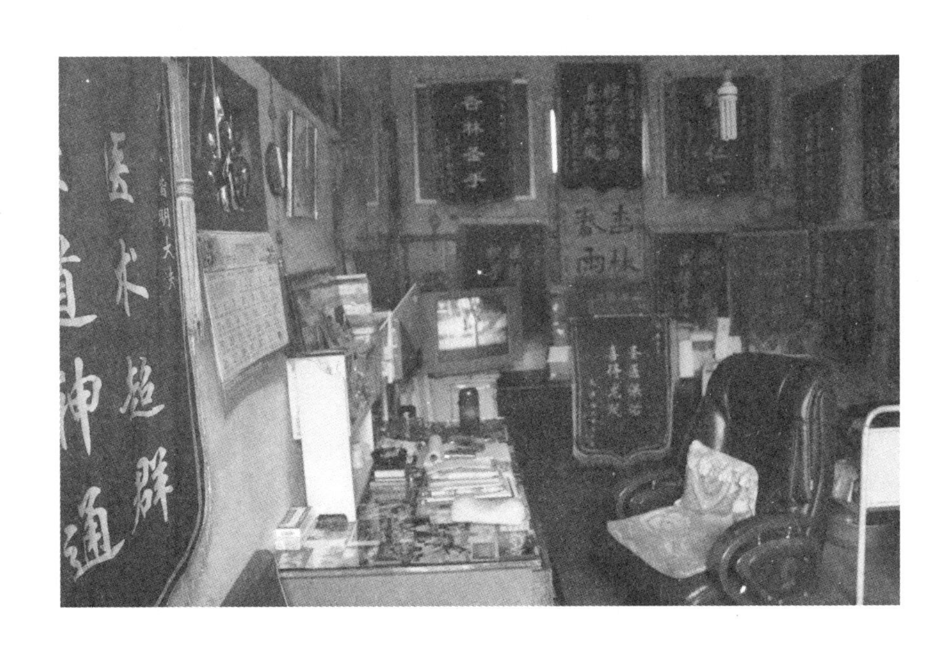

一上午的诊务结束，空荡荡的诊室。这次去山西，老大和老三最常挂在嘴边的话，就是：我们也想休息一下。这句话，不只一位中医人和我说过。“求医不如求己”，这句话真好。传播中医文化，是为唤醒更多人的生命自觉。好医生难寻，请让他们发挥更大的价值。不要等到那一天，诊室长久的空荡下去。

03. 经痛要分轻重缓急，得看血块大小

（血块君的福音，老祖宗留下了血府逐瘀汤）

田：药店里有一个中成药“血府逐瘀汤”，好多人在用，女孩子月经痛就会吃。

浩：这个要说清楚，在调月经的问题上，有王清任[1]的五个“逐瘀汤”[2]。这五个逐瘀汤在用的时候，感觉是不一样的，很多时候，直觉告诉我，我用的这个方子对她特别管用。

比如说，我个人观点啊，在乳房以上、胸胁以上，有气滞血瘀表现的妇科症状，我的方子里通通都离不了“血府逐瘀汤”。

比方说一个病人，她可能有很多症状，有流鼻血、头疼、眼睛糊、耳鸣，还有就是口干舌燥、嗓子干、胸闷，但是有一个明显的前提，就是必须出现了气滞血瘀的症状了（痛经，有血块，或血带紫黑色），脉象上我也看出来了，我用的就是这个血府逐瘀汤。

我曾经一早上 15 个病人，最高纪录开过 10 个血府逐瘀汤，每个人 4 副，正好吃 6 天。我星期一看过这个病人，吃 6 天中间休息一天，到下星期一我正好又给她看，周期固定就方便观察，发现效果出奇的好。

但是，我回去之后跟我爸，还有三叔、四叔说，说我一早上碰到什么什么病，然后我就开了血府逐瘀汤，我爸就这么说："瞎猫碰到死老鼠了！"三叔说："不一定完全对吧？"但是我说，效果还可以啊，然后他们说："哦，估计是你说明得不够清楚！"说我把症状说得不太准，也许其他的兼证我当成主证了，也许主证我当成兼证了。

田：你指的"效果好"是一个什么情况?

浩：比如说一个37岁的病人，她每次来月经的前一个星期，就特别烦躁，看见什么都想发火，然后流鼻血，舌头又硬又烧，乳房特别疼。还一个，来月经的时候都走这么大的血块，黄豆大小。

田：不一样大小的血块，情况也不一样?

王氏女科：不一样。我们王氏女科对血块的大小特别有讲究，这个血块到底是指甲盖大？还是绿豆大？还是黄豆大？还是像馒头一样大？这个血块大小特别重要，也是傅青主先生和王氏妇科强调的问题之一。

比如说像黄豆大的，这个时候用血府逐瘀汤，效果是不错的；如果这个血块有点儿小了，像绿豆一样大，甚至有絮状、丝状的，用傅青主的"宣郁通经汤"，效果特别好，里面再配合像一些滋阴的药。这些都是我们自己的看法和观点，我们拿出来可以供同行参考。

田：滋阴的药比较多，像六味地黄丸、杞菊地黄丸等等都是滋阴的。要是再大一点的血块呢，比如指甲大的?

王氏女科：要是再大一点的就不能这么认为了，再大一点就是子宫收缩不好了，就是要调整全身的气血，就要调整脾肾了。把脾肾调好了，子宫的收缩好了，她自然就好了！

这个月经颜色的问题，比如女孩痛经，你是见血前疼，还是见了血疼？还是月经完了以后才疼？

见血前疼，就是两个原因，一个寒凉，一个气滞血瘀；见血后疼，那就是很明显的不通则痛了。这个都需要临床辨证，因为有些人老说不明白，肚子和小肚子是两个地方，小肚子指的是“少腹”（小腹），这都必须详加分别的。所以还有“少腹逐瘀汤”等等。

田：判别得很细致，这样的细分才是人性化啊！

血府逐瘀汤

出处：《医林改错》

方药：当归、生地黄、桃仁、红花、枳壳、赤芍、柴胡、甘草、桔梗、川芎、牛膝

功用：上焦瘀血，头痛胸痛，胸闷呃逆，失眠不寐，心悸怔忡，瘀血发热，妇女血瘀经闭不行，痛经等。临床上，亦适用于高血压、顽固性头痛、眼底出血、更年期症候群、脑震荡后遗症等，病属瘀血内阻，日久不愈者。

宣郁通经汤

出处：《傅青主女科》

方药：白芍（酒炒）、当归（酒洗）、牡丹皮、山栀（炒）、白芥子（炒研）、柴胡、香附（酒炒）、川郁金（醋炒）、黄芩（酒炒）、生甘草

功用：疏肝泻火，理气调经；妇女经前腹痛，少腹为甚，经来多紫黑瘀块者。

① 王清任：清代医学家，医术高明，但因不满古人古书“著书不明脏腑，岂非痴人说梦；治病不明脏腑，何异盲子夜行”，因此潜心钻研人体构造，绘制解剖图二十五幅，而成《医林改错》一书。

② 五个“逐瘀汤”：医家王清任认为气血皆为生命的源泉，但同时也是致病的因素。许多疾病都来自于血液的瘀堵所致，瘀血则是由于正气已虚，无力推动所造成，因而提出“补气活血”、“逐瘀活血”两大治则，所立方剂“血府逐瘀汤”、“少腹逐瘀汤”、“通窍活血汤”、“膈下逐瘀汤”、“身痛逐瘀汤”，至今仍为中医临床广泛采用。

04. 想怀孕，多注意一下血色的浓淡

（女人的月经病了就是身体病了）

田：月经太重要了！一个月经足以了解一个女人的身体情况。月经病了就是身体病了。在你们这里我听到这个词，月经病。

王氏女科：对。我再给你说几个月经病的代表方。

月经不正常，来了肚子疼，你得看她是月经先期，还是月经后期；还有月经先期来了，走的是什么颜色。比如说月经推后，超过了一个礼拜，周期三十七八天，这就属于中医说的后期。后期的话，月经来了，肚子疼，一定要问一开始来的时候，走血走的是什么颜色，一定要强调血的颜色，这个是主要的。淡的是一个方子，黑的又是另一个方子。

田：淡的，是说明什么问题？

王氏女科：淡的，那个是属于虚寒性痛经；重的颜色里面，也会包括寒在里头，可是那已经是实质性的痛经，有瘀血的痛，有堵塞了。

田：瘀久化热。这是推后（延迟）来的，还是提前来的呢？

王氏女科：提前来的也要问色，也有这个问题。

田：我记得，在我们第一本《子宫好女人才好》中，已经重点谈到了这些问题。

王氏女科：是谈过这个问题，但是没有谈到家，没有像我刚才告诉你的这么详细。

推后来的，我们言归正传，淡的就用我们说的那个“艾附暖宫汤”，那是属于虚寒性的痛经；那发黑的，瘀血的痛经，就是“少腹逐瘀汤”。

这两个方子要记住。月经先期还有两个代表方剂，经水先期一周的话，色淡的用什么方子……

田：傅青主的方子？

王氏女科：傅青主没有这个方子，那个方子不代表，治不了，这个病就涉及到我们王氏女科的家传验方；这个先期一周，色淡的，不痛经，就要用王氏女科的“温经汤”。

这个温经汤和那个成药的温经汤不一样，里头有我们王氏女科独特的内容。

这是说的经水先期，色淡的。那经水先期发黑，有血块的痛经，要用什么？还是得用“血府逐瘀汤”，这个情况下肯定是。

田：那个是“少腹”，这个是“血府”。

王氏女科：血府这个方子，就是月经先期，来月经的病人，一个肚子疼，一个乳房痛，憋气，走不通，走的是发黑的。这个病患肯定脾气不好，她的病气会往上走，甚至流鼻血，头疼，睡觉不好。

田：月经前后期、颜色、有没有血块……用的方子都不一样。女孩子们这里要反复学习。

王氏女科：但是用这个血府逐瘀汤，作用也是要把它引导往下走的，不是往上。

田：我再温习一遍，月经推后的颜色淡，艾附暖宫汤；颜色重，少腹逐瘀汤；提前且颜色淡，使用温经汤；颜色深的，必须有血块的，用的是血府逐瘀汤，她还会有胸憋、乳房疼。

王氏女科：可以。田老师，这些都是王氏女科独家的一些观点和看法，是不是有些不成熟或者偏移，业内专家和同行多多指正。

田：嗯，您这个要求可以放在这里。我们接着谈这个话题，是否45岁以后的女人，肝肾失调的比例多一些，肝肾阴虚了，就需要调理了。

王氏女科：“完带汤”就可以调理。

这些就是我们王氏女科怀胎的几个基本方子了。

田：多谢多谢！这些中药的前身都是大自然里面可爱的草药精灵，用来为女人带来健康美丽。想起两句诗：谁知天地有深情，都向此中问姓名。我想说，人间万物无不感恩。

艾附暖宫汤

出处：《沈氏尊生书》

方药：艾叶（炭炙）、香附（醋制）、吴茱萸（制）、肉桂、当归、川芎、白芍（酒炒）、地黄、黄芪（蜜炙）、续断

功用：理气养血，暖宫调经；用于血虚气滞、下焦虚寒所致的月经不调、痛经，症见行经后错、经量少、有血块、小腹疼痛、

经行小腹冷痛喜热、腰膝酸痛。

少腹逐瘀汤

出处：《医林改错》

方药：小茴香（炒）、干姜（炒）、延胡、没药（研）、当归、川芎、官（肉）桂、赤芍、蒲黄、五灵脂（炒）

功用：活血祛瘀，温经止痛；少腹瘀血积块，疼痛或不痛，或痛而无积块，或少腹胀满，或经期腰酸、小腹胀，或月经一月见三五次，接连不断，断而又来，其色或紫或黑，或有血块，或崩或漏，兼少腹疼痛，或粉红兼白带者、或瘀血阻滞，久不受孕等症。为瘀血结于下焦少腹，下焦包括肝肾在内，由肝肾等脏功能失调，寒凝气滞，疏泄不畅，血瘀不适，结于少腹，故症见少腹积块作痛，或月经不调等杂病。

温经汤

别名：大温经汤、小温经汤、调经散

出处：《金匮要略》

方药：吴茱萸、当归、芍药、川芎、人参、桂枝、阿胶、牡丹皮（去心）、生姜、甘草、半夏、麦冬（去心）

功用：温经散寒，祛瘀养血。冲任虚寒，瘀血阻滞证；漏下不止，月经不调，或前或后，或一月再行，或经停不至，而见入暮发热，手心烦热，唇口干燥。亦治妇人久不受孕。

完带汤

出处：《傅青主女科》

方药：白术、山药、人参、白芍、车前子、苍术、甘草、陈皮、黑芥穗、柴胡。

释名：带下之证多与带脉有关。带脉属奇经八脉之一，带脉围腰一周，有如束带，能约束诸脉，所以有“诸脉皆属于带”之说。如果带脉失常，不能约束则为带下。本方肝脾同治，量大者补养，量小者消散，寓补于散之中，寄消于升之内，为脾虚肝郁，湿浊下注，带下不止的常用方，服之可疏肝木，健脾运，消湿浊，从而使绵绵之白带完全中止，故名“完带汤”。

功用：补脾疏肝，化湿止带。用于脾虚肝郁，湿浊带下。带下色白，清稀如涕，面色㿠白，倦怠便溏，舌淡苔白，脉缓或濡弱。（本方常用于阴道炎、宫颈糜烂、盆腔炎而属脾虚肝郁，湿浊下注者。）

用法：水煎服。

禁忌：带下证属湿热下注者，非本方所宜。

方解：本方为治疗白带的常用方剂，所主病证乃由脾虚肝郁、带脉失约、湿浊下注所引起。

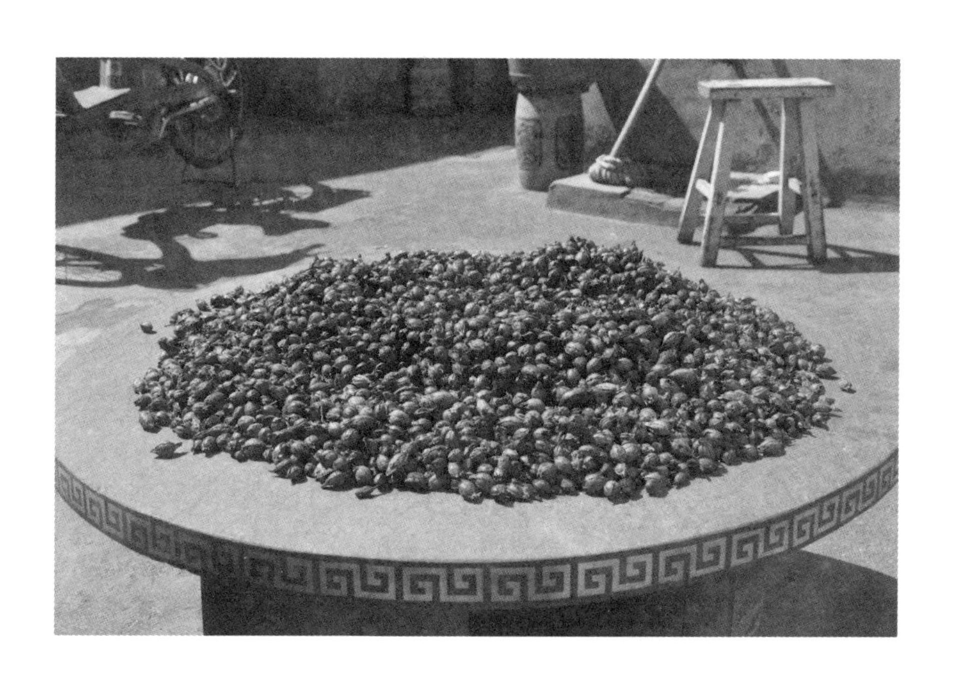

王家小院里晾晒的栀子花，虽已脱去了水分，却在阳光下折射出另一种美感。花魂尤在。

05. 月经是女人身体的悄悄话，你可以让它不痛

（痛经都一样，每个人痛的原因不一样）

田：咱们为痛经的女孩讲一些。

王氏女科：说到这个痛经，不是每个痛经的人用的方子都一样。你是经前期痛，还是经间期痛，还是经后期痛？这其中还大有学问。大体上来说，经前属虚，经后属实，经间期多瘀滞。这是我们家的临床心得。

这个“经后属实”是什么意思呢？就是好多病人属于实寒，不是虚寒，实寒的状态就是“真寒假热”。

比如说有人讲：“大夫，我手冰得不行。”但是，这个时候，你摸她的手，反而不凉，跟你的体温差不多。但是就她自己感觉凉，这就是真寒。这个寒，是从里往外透着的寒。所以我们说寒热虚实，病人自己给出的感觉是最重要的。

好多病人看病的时候都会问：“大夫，中医每天讲的都是阴虚、阳虚，到底这什么叫阴虚，什么叫阳虚？”

我们家有一句话： 阳虚则外寒，阴虚生内热。就这两句话，解决了。

“阳虚则外寒”，就是怕外来的寒，怕冷。“阴虚生内热”，说明

这个热是从身体里面来的。

比如说有的妇女，到了更年期，绝经前后，月经紊乱了。其实，除非是更年期功能性子宫出血，否则即使月经紊乱了，你也不要怕，它来与不来，都别太过担忧，因为这不是重要问题。

你就跟我说，你哪儿难受就可以了。如果她说了，“就热么，就一股子热来了，呼又过去了，然后口干得不行，看谁都不顺眼，眼睛糊！”

就这么表述，其实这就是“丹栀逍遥散”的典型症状，又叫“八味逍遥散”，用这个就可以解决这些问题。我给她开八味逍遥散，配合上“知柏地黄汤”，她吃了三、四副，月经给来了，这就滋了阴了，阴虚内热的情况平顺了。

田：烘热是血液妄行，是体内阴亏不能收阳的表现，为什么这个时候女人的肝火旺？也是这个道理，八味逍遥散是给她温柔顺气，知柏地黄丸是补水，简单理解是不是就是这个道理？

王氏女科：可以这样理解。月经这个东西，经常也就是我们身体对外的一种表态，一种流露，这时候中医最大的功夫表现在什么地方？就是“随风潜入夜，润物细无声”，它不是说专门去治某个问题，因为它不是根源，它就是等你水到渠成，我把这个事物的本源已经做到这儿了，先做人（把本体调好）、后做事（再相应对治）。

田：对，把环境改造好了，该有什么就有什么！

王氏女科：我把这个人改造好了，她自然而然就去做好事了。

田：对的，这讲得好。我们谈了王氏女科对肌瘤的认识，这里面有一个比较重要的角度就是，王氏女科又不是神医，当你子宫内膜里面出现了癌症的恶变情况……

王氏女科：但是早期可以预防到。

田：这个插播很好，就是早期可以预防。如何预防，怎么做的？

王氏女科：癌症可以感知，所谓落叶知秋，中医就是可以发现蛛丝马迹，我们经常都在帮病人做这些“打扫庭院”的事情，就是及时发现问题、发现不正常，然后解决问题。

其实不正常的点滴非常多，口气、大小便、睡眠、胃口，是否痛经或者郁闷，太多了，解决这些问题，身体就阳光了，健康了！

丹栀逍遥散

出处：《内科摘要》

方药：白术、柴胡、当归、茯苓、甘草、牡丹皮、山栀、芍药

功用：养血健脾，疏肝清热；肝郁血虚，内有郁热证。表现出潮热晡热，烦躁易怒，或自汗盗汗，或头痛目涩，或颊赤口干，或月经不调，少腹胀痛，或小便涩痛，舌红苔薄黄，脉弦虚数。

知柏地黄丸

出处：《医方考》

方药：知母、黄柏、熟地黄、山茱萸（制）、牡丹皮、山药、茯苓、泽泻

功用：滋阴降火；用于阴虚火旺，潮热盗汗，口干咽痛，耳鸣遗精，小便短赤。亦适用于西医诊断之慢性肾炎、慢性肾功能不全、慢性肾盂肾炎、肾结核、甲状腺功能亢进、糖尿病等，证见阴虚火旺者。

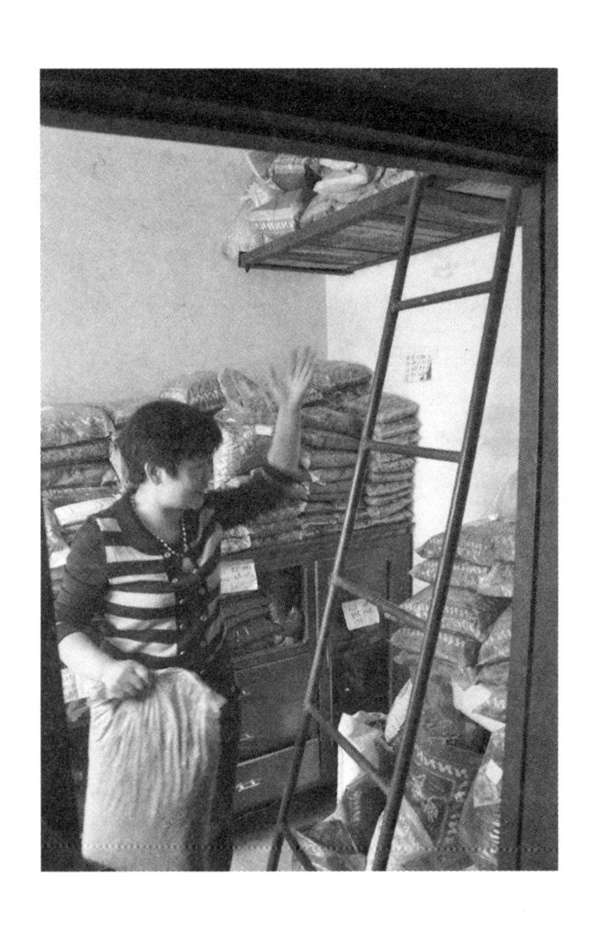

夫唱妇随，王家女人操持着家里的药铺，泼辣干练。每一味药，从品质到炮制，再到煎煮火候，她都如数家珍。

子宫第四乐章·面对子宫

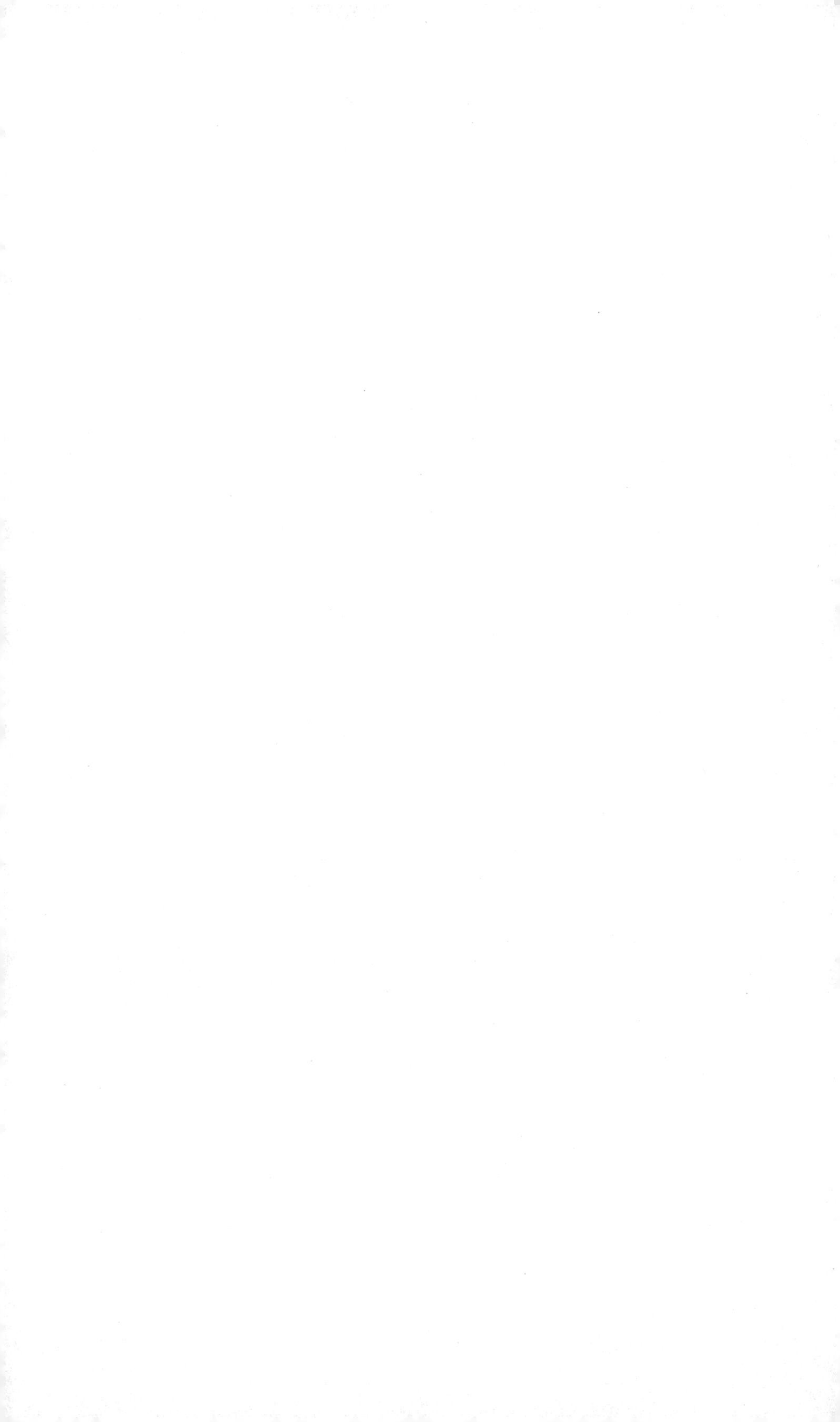

01. 温柔太过甜蜜，却让子宫挨刮

（环儿，让多少女人纠结）

说起中医，不可避免的要谈到传承的话题。今天，很多年轻人认为中医“老土”，也有很多学子在学校了五年、八年以后，出了校门，却没有做中医。王浩，王氏女科世家第29代传人，年轻的80后，他的学医之路会为其他学中医的人带去一些感悟。而为现在的女人，他又能做些什么？有一天，我们谈到了节育环的话题。

“环儿”，不是一个名字，不象征一位美丽的少女，而是植入体内的，或金属或硅胶的器具。

它像是无法收起的伞骨一样，让子宫保持在某种程度的张开状态，与伞骨不同的是，当有胚胎想要在子宫中着床、发育时，随着子宫的收缩，“环儿”也在不断地摩刮子宫内壁。小小的受精卵，就在这种摩刮中，从子宫壁上轻轻剥离，流出体外。所以“环儿”，又被称作是长期、温和的“刮宫术”。

在那些更为尊重女性、疼惜女人的国度，为了有效地避孕，男人都自发性的做输精管结扎，避免另一半受不必要的苦痛，或者避免女性遭受装置IUD的后遗症。但在我们这里，“环儿”，却似乎象征着做为“社会女性”的义务和指标。但对这个从此掌控子宫的异物的了解，女人却是茫然的：宫内避孕环的避孕原理，等同于长期在子宫内进行的刮宫流产手术。

1994年，当时全球使用节育环的人数达到了一个高峰，高峰的最大功臣是我国，据第四次“IUD国际会议”数据，当时全世界应用IUD（宫内避孕器）的总人数达到一亿多，中国妇女竟占八千万以上，40%左右的育龄妇女在采用这种措施避孕。

今天，随着避孕方法的不断丰富：药物、避孕套、生理期避孕法等，“环儿”已经随时代的演变，慢慢退下舞台，但是它的副作用，却还在影响着一些女人的生活。她们有些，从不认为应该定期置换避孕环，早年那种金属式的避孕环，已经镶嵌进子宫壁，成为了她的一部分，有些则因为体质或手术条件差等原因，至今仍受不同程度后遗症的折磨。

然而，对于王氏女科来说，由“环儿”延展而来的问题是：“避孕”应该是人类生命健康必须遵循的一部分吗？

田：我们来花点时间谈谈这避孕的问题。现代医学有个病名，叫“避孕环症候群”，这就表明了女性戴“环儿”也有问题需要解决。百度百科上讲：宫内节育环的本质是一种长期温和的刮宫流产术。是这样吗？据调查数据，全球有1.56亿妇女使用，中国占了$^{2}/_{3}$。

浩：对，这是现代医学的一个新名词。我们这边常听到有好多女孩子都这么说，“我上了一个可花钱的环儿呢，一个环儿两三千，里面有什么什么特殊的药物”，“我上的是哪里哪里进口的、T型环儿，大夫跟我说可好呢。”……

请问，就算你上再贵的环儿，那是个什么东西？那仍然是个异物！你的身体是原装的，这个是后面组装上去的，对不对呢？所以有很多女人就会出现“抵抗性”的反应，比如经血不止、疼痛等等。

我们的子宫在 20 岁的时候可以这么收缩，就像把五个手指张开，能够很有力的收缩，到了 35 岁，这个收缩的力量就弱了。带环儿是什么？可以想象一下，就跟五个张开的手指被卡着一个塑料圈一样，收缩太艰难了，收不回来了。

什么叫月经？月经就是子宫内膜的形成与脱落，依靠的都是子宫不断地强有力的收缩和气血的运行，促使这个内膜脱落下来，那么子宫的收缩能力不强了，甚至被外力限制了，内膜就不容易脱落，长时间下来的堆积，这会形成什么？这就是给子宫肌瘤埋下了机会。

而且气血是 24 小时不断运行的，这些堆积的瘀血也会跟着气血循环到处流窜，窜到了卵巢上变成什么？就叫卵巢囊肿。

田：子宫内膜异位症就是这个内膜到处流窜的问题吗?

浩：对。其实我们也不能责怪现代医学和高科技，这个方法毕竟让太多的人避免了人流手术的痛苦和伤害。避孕环出现了，他只认识到避孕就是避孕的问题，考虑不了一个女人是整体，子宫自身有完整规律，也考虑不到肝，更考虑不到脾。那个时候，只考虑避孕！这也是整个人类都没有办法的事情。

田：的确，我在网上也看到了很多关于放环的种种。避孕环终究是一个异物，它就撑在那儿，但是，还有什么办法能解决避孕的问题呢?人类真是矛盾。还有些女性，她的环儿是自动脱落的。是什么原因?

浩：那要看是什么问题，如果是肾虚，那不仅血提不住，可能连环儿也提不住了，卡不住了。

这个环儿啊，我现在有个原则，碰上月经不调的，只要有带环儿，对不起请你先把环儿给摘了。这个情况暂时就先不考虑她肝心脾肺肾、气血，这些自身机能的问题。首先要考虑这个环的干扰问题。

我在临床所知道的，月经正常的，上了环儿月经就不正常了，白带也不正常了。月经不正常的人，上了环儿以后，前几个月还可以，到了后面越来越不正常了。

田：从你爸爸和三叔几十年的临床中，女人上环这些年，他们俩发现了哪些问题？

浩：他们一直在用中药和避孕环做一个较劲。

怎么较劲的呢？女人戴环出了问题，我们就拿中药来给她处理，处理到最后，实在到了精疲力尽的时候，就告诉她们别戴环了，拿下吧，我们都累了。最终现在成了什么问题，来一个病人，月经不调，脉象没有发现什么问题，戴不戴环？戴环。建议取环。就不看了！

很多大医院的医生都把这上避孕环叫“温柔的刮宫术”。就好比隐形眼镜，对你的视网膜是不是始终是一个摩擦？

为什么有的女人该来月经的时候不来，不该来的时候乱来？一个月走好几十天？对于一个本来身体就弱的女人来说，一个避孕环，就可能让你的身体出一堆乱子！子宫在保护自己啊。你打我一拳，我就要躲；碰一下，收缩一下；碰一下，收缩一下；内膜还没长成可能就掉一下，没长成就掉一下。这就是上环导致的功能性子宫出血。

我的临床上来看，头一个功能性子宫出血，再一个宫颈糜烂，第三白带异常，第四盆腔炎，第五子宫肌瘤、卵巢囊肿，都可能出现！

收缩收缩，年龄大了，机能自然衰退了，不好好收缩了，再加上边上一个环老了，弹性疲乏了，不动了，这个时候该脱落的东西不往下脱落，就开始乱长，个别人也许等到内膜异位了以后，长了瘤子，长了囊肿，长了这个、长了那个。

凡是去找我的年轻人，30岁以下刚生了孩子的，就说，“大夫，你给我开一个住院证明，我们要做避孕环术。”我说，“对不起，我不开，能找谁找谁去。”为什么不开？我认为避孕环就是不应该。

像这种病人来了以后，我要跟她比正常看病的人花的时间都长，我得跟她讲上不上环的道理是什么。其实我也未必能说明白，不带这个环还能怎么办？

田：所以我也能看到你的纠结，毕竟这个环还是解决了很多女人对“人流”的恐惧。那爷爷那一代有没有在这方面传承一些东西？

浩：他也提到过这个问题。就是说，如果由于这个女的老（总是）出血，但是她戴着环了，你们记住了，把环摘了就好了。

田：哦，你的思想传承在这了。我们国家70年代开始计划生育，带环是基本手段。

浩：所以爷爷那个时候就发现了这个问题。

前段时间，可以毫不夸张的说，我解救了一个大夫，一位消化科的女性大夫，她把脾脏都给切除了。很长一段时间，她都在服用“妈富隆”①。这是现在西医很常用的调节月经的药，控制女人的雌激素，调整月经周期。比如说，这个女人不来月经了，就给她吃一点妈富隆，就来了。特别准啊，说哪天来就哪天来，看上去好得很。三个月以后，月经又没了。那怎么办？加强剂量吧，原来是一片，现在一片半，过了五个月之后，这个女人就成了水桶了……妈富隆也是一种激素啊！

这个大夫，她的主要问题是什么？子宫内膜异位。

这病名所包含的范围太大了，肌瘤可以归为子宫内膜异位，痛经也可能因为子宫内膜异位，卵巢囊肿、巧克力囊肿，还叫子宫内膜异位。

有的病人来说，“大夫，我子宫内膜异位。”我说打住，别跟我说这些医学的名词，说症状，你就说你哪儿难受就行！

田：有很多患者都是这样，进诊室一坐下，就说大夫我有这个问题，那个问题，都是医学名词。

浩：这是怎么回事儿？好像大家都很专业。我就不爱看这样的病人，你只要老老实实说你哪难受就行了，把你自己的病情说得越清楚越好，对不对？

她就说她有鹌鹑蛋这么大的血块。痛经痛到什么程度呢？来了月经以后，疼得能短时间失去知觉，还伴随着恶心。她也是听别人说起，抱着试一试的态度来的。进来先问，你们老师来了吗？我说等会儿他就来了。

田：呵，显然她看你太年轻，跟老师有差距。

浩：然后不是有老病人来？她就眼看着我给她们搭脉看病。她说这不对呀，就问我谁是王浩呀？我说在下就是。

当天她来得特别巧，正好是来月经的时候，我就给她用了大量的活血药，比如我们家用的姜炭、桃仁、红花、益母草这些东西。她原来也吃了很多的中药，而且她自己也是个大夫，她拿着处方就说，大夫我吃了这个药会不会晕倒？

田：你说的大剂量能大到什么程度？

浩：比如说像水蛭，我们超过4.5g就要签字，我那天给她用到

12g，桃仁用了10g，红花用了15g，益母草用到30g。

田：量也不是特别大。

浩：但是对药房来说，我把这个处方开出去的时候就要签字了，因为上面病名写的是“崩漏、漏下”，然后括号后面写的是“气滞血瘀”。

这个东西拿出来的时候，她也问我，“我会不会吃上这个药就晕死过去了？”我说，“我只给你开三副药，前后一共服用四天半，月经结束第一天来找我，我们下周一见。”

下周一来的时候，精神可好了，“哎，大夫，我怎么没什么事？”而且她能吃饭了，然后她说话的声音也变了，刚开始见我的时候，有气无力，感觉是从喉咙这儿挤出来的，这次来，那声音洪亮得很，就来了劲儿了！

田：这个病人多大年纪?

浩：这个女的今年44岁了，她说吃了这么多年中药，你是头一个就给我开了三副药，用药最少的，而且是感觉最明显的。

这个女医师，我给看了前后加起来一共有四个月的时间，排卵期看一次，月经期看一次，就这么看，来回一共看了也不过八次。女医师现在基本上，来月经已经没事了，就好好的人一个！

① 妈富隆：荷兰的药厂研发制造，为全球第一款，也是目前全世界应用得最广的口服避孕药。

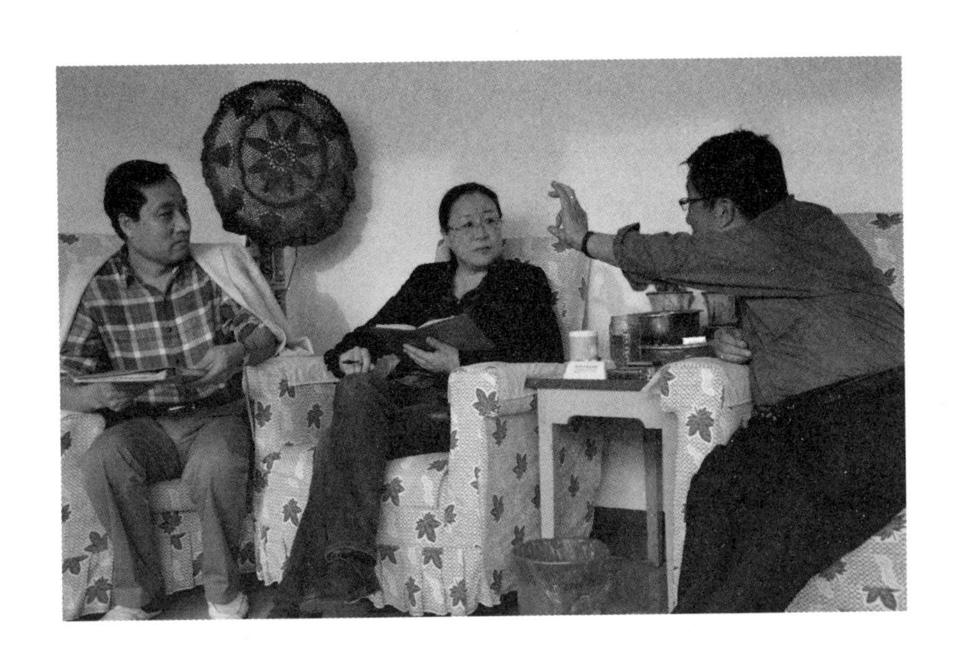

每次和王氏女科聊起诊室里的女人，都触目惊心。当姐妹们为疾病所苦，又可曾想过，隐藏的小腹深处，那小而娇嫩的子宫，已经为你承受了多少重创。

02. 宫颈糜烂未必是病，别自己吓自己

（中医根本没有宫颈糜烂这个词）

田：好，我们就打铁趁热，说说这个宫颈糜烂。这个病名很不好听，我不明白，可以有口腔溃疡，扁桃体发炎，为什么叫宫颈糜烂？

浩：其实呢，更为恐惧的是一些无知医生将宫颈糜烂和宫颈癌结合在一起了。加上一些网上媒体广告，什么宫颈这个地方没有神经，没有知觉等等。实际上，现代医学最新认为：宫颈糜烂与宫颈癌没有直接关系。生殖道持续感染高危型人乳头瘤病毒才是导致宫颈癌的主要原因，就是说，到底会不会得宫颈癌，不是看宫颈是否糜烂或者糜烂是否严重，而是看有没有这个病毒感染。即便感染了，也不是一定会得宫颈癌，因为如果我们身体的免疫系统足够强大就会将这个病毒驱逐出境。

如此说来，我们身体的阴阳平衡，机能正常才是抵御各种疾病的力量。

我们再回来说宫颈糜烂，很多医院妇科就是最挣钱的科室，其中就包括对于宫颈糜烂的过度治疗。其实宫颈糜烂就是溃疡。严重的的确需要治疗，因为有了症状。

我说一个24岁大学生，很漂亮。当时她老公还有她婆婆一起来找我，您想一个女孩能当着先生和婆婆说这些事吗？

我就先问，“你们是她什么人？”我说“她看她的病，你们可以出去了，我来解决问题”，人家婆婆挺聪明，站起来就出去了，老公一会儿也出去了。后来她悄悄告诉我，过去交过四、五个男朋友，流产过八次，子宫已经千疮百孔了。现在已经结婚了，怀不上孩子。

她出现什么问题呢？白带发黄，有些时候里面带血丝，腰困，肚子疼，有异味，外阴瘙痒。残酷一点来说，根本就不是一个新婚女性该有的问题，可她全有了。

我问她，“你这八次都是怎么流的？”她说全部都是无痛人流。

您说这是不是糟蹋自己？而且本来很好看的女孩，整个瘪掉了，像是泄了气的皮球。

然后呢，同房以后出血，宫颈糜烂了。田老师，现在有个说法，“宫颈糜烂，越治越烂”，这个是说现代医学采用的一些个方法，导致的一些现象。宫颈糜烂曾经是一个困扰了很多女性的疾病。去做体检，几乎是十有八九会被诊断为宫颈糜烂。2008年，本科生的第7版《妇产科学》教材取消“宫颈糜烂”病名，以“宫颈柱状上皮异位”生理现象取代。宫颈糜烂，说到底，实际上是过去对宫颈的一种正常表现的错误认识。

什么样的地方可以叫做“宫”？很精美、很华贵的地方叫做“宫”。一个人除了肝、心、脾、肺、肾，另一个只有女人才有的，最重要的地方，就是子宫。她多么娇贵啊，怎么能够经得住又冷冻、又激光刀，还什么凝固刀①，受得了吗？请问从外来的这种手段下去的力度，和你体内能感觉到和承受的力度，两个能成正比吗？

田：我们这个访谈也许会让很多女孩子安心一些。不再惧怕宫颈糜烂，只当溃疡。适时中药调理，饮食调理就会恢复。但现实情况是：当一个女人出现了宫颈糜烂，所有的声音都在告诉她要治病，到了医院，就是药物、冷冻、激光的选择。这已经看上去很正常了，问题出在哪里？还是女性自己对自己的不了解。

浩：王氏女科想提醒大家，你是有选择的。一旦碰到常见的，普通的妇科问题，也可以看看中医，其实吃中药是完全可以处理的。别直接找个什么随便医院，挂个号，然后就任凭处置。

我可以说，是个中医大夫，他也知道用两味清热解毒的药，作用就如同一般所说的“消炎”，但终究还是要从根本上解决问题，否则就这么局部处理一下，以后保不准还要复发，而且可能比这次还要严重。

田：我们今天可以说，宫颈糜烂和宫颈癌之间没有必然的联系。不是说有宫颈糜烂就一定会发展为宫颈癌。轻度的宫颈糜烂也如同感冒，是容易调理的小问题。只是一些不良医生用来恐吓女人，然后一定要治疗云云。

但是一定要让女人知道，很多女人都会有过程度不同的宫颈糜烂，在中医来说，是身体部位的一点问题。不应该羞耻。当然，放荡的人可能就另当别论了。有些宫颈糜烂就属于下焦的一种湿热吧。

浩：不完全是湿热，还有寒湿呀！

田：从你的临床经验来看，什么情况下，什么人容易出现宫颈糜烂？

浩：太多了，多次孕产的女人，性生活放纵的女人，喜欢辛辣的，就是喝白酒、吃辣椒的这种女人，脾气不好的女人，比较容易出现这种问题。

但宫颈糜烂可不一定完全由性生活放纵引起，有的女人有多次的孕产史，比如说她和她老公，人家原来没有怀过孩子，跟老公结婚生了孩子以后，流产过好几次，这种情况也不排除。

还有什么呢？长期在特种行业场所工作的这些女人，我也看过，有很多是看这种问题。

田：这种问题，王氏女科怎么处理？

浩：其实宫颈糜烂表现于月经不调的人不多，有，但是不多。偏于带下病的人反而多，比如说白带里带血丝，还有赤带。

白带是由前庭大腺、子宫颈腺体、子宫内膜的分泌物和阴道粘膜的渗出液、脱落的阴道上皮细胞混合而成。白带中含有乳酸杆菌、溶菌酶和抗体，所以有抑制细菌生长的作用。

赤带是在非行经期流出红色或红白相间的黏液，称为赤带或赤白带，以育龄期妇女多见，也可见于青春期妇女。如果是更年期妇女出现情况，那就要警惕肿瘤的可能了。赤带和赤白带的产生，可见于西医的排卵期出血、子宫颈出血、宫颈息肉出血、放环后出血、生殖道肿瘤出血等疾病中。

像这种问题，一般我们会集中精力在带下病，先处理她现在的标证（症），比如说量多、有异味、瘙痒，先处理这些问题。然后紧接着，在她来月经的时候，利用它出血的机会，修复子宫与宫颈。这样会逐步整体地调整她的体质，因为很多女孩子就是肝脾失调导致的宫颈糜烂，就是木克土了。并不是其他原因。

田：这里请女儿家慎识，出现宫颈糜烂，会出现这几种带下的改变。

浩：对，多数是这样。还有一个问题，宫颈糜烂的女性，已经让西医治得不能再治的情况下，她发现了所有的西医已经对她没有作用了，这个时候才来找中医。这个时候她已经出现了白带异常和月经不调，同时出现。

因为治宫颈糜烂的时候，西医喜欢用消炎药、抗生素，在我们中药的属性判别上，这都是属性寒凉的药。凉了以后，就凉了子宫了，凉了子宫了就凉了肾了，凉了肾了就凉了脾了，所以就月经不调了。

比如说外用药，什么“保妇康栓”[②]，那些往里塞的药啊，什么“泡腾片”[③]啊，然后紧接着就是激光、冷冻、凝固刀。

因为宫颈本来就像我们这个指头一样，很光滑的一个面。但是出现地图的感觉了，就比如说这儿长起一块儿来，或这个地方出现裂纹了，我们用手都可以摸到宫颈嘛，然后边上比如说出现了些脱落样的东西，或者是这个形态完全不规则了，都可以定义为宫颈糜烂。

宫颈口，我这个手的中指，大概就这么大，这么粗，甚至比这个还要细。圆形的，有个小口，精液就是从这个地方进去的，直接进到宫颈。

不一定是外面这个口，也有可能是里面这个口，也有可能是全部，里外都糜烂，都有可能。

田：其实说糜烂，就是一种溃疡。

浩：类似吧。咱们还是用新的名称，宫颈柱状上皮异位，首先要了解，它属于正常生理现象，没有什么特殊的临床表现。有些人可能会有接触性出血的表现，但只是宫颈的个体差异，就象有些人嚼点硬东西，牙齿或者口腔就会出点血。

如果有白带增多、发黄，有异味时，则是宫颈炎症的表现。宫颈囊肿和肥大，也是宫颈慢性炎症的结果。

宫颈柱状上皮异位不需要进行任何治疗，现在很多治疗宫颈糜烂的方法，都是错误的。

田：这种情况下，王氏女科认为多半属于一种湿热下注。就说你过食了肥甘厚腻，运化失常；还有一种属于是寒湿，寒湿导致这儿的气血不均，到不了新鲜气血，它自身也会生长一些……

浩：它自己也会溃疡，再加上你的生活状态，比如平时生活不节制，卫生习惯没做好，细菌的感染，都会出现。它本来就是一个凉了的东西，本来就已经快烂啦，也挺脆弱的，一碰，就加剧了。就像我们穿真丝的衣服，已经薄了，“咔”一挣，成半袖了。

田：这种比喻，挺有意思。在治疗的时候，王氏女科要从根本上考虑整体性?

浩：其实中医就根本没有宫颈糜烂这个词，女人的很多病，一个“带下病”就全都概括了，经、带、胎、产嘛，看女人病就看月经和白带。

然后，为什么说有的人是“宫颈口肥大”？您去看，生过三个孩子以上的，她肯定宫颈口肥大。还有的女人先天就肥大，也有的女人生孩子的时候，宫颈口要打开，她不到生的时候自己就开了，这可能是先天性的肾虚，保不住胎。

上次去了一趟北京，帮一个孕妇保胎，孩子是24周，6个月，宫颈口就开了4公分，医院怎么处理？缝住，别让孩子掉出来。这个方法看起来好像是有效的，但是呢，缝上之后又开了……不能解决根本性问题。后来我们老爷子去了，开了两副汤药，原来4公分，收到0.7公分了。

田：你爸爸当时怎么辨证的?

浩：去了以后，发现这个女的爱生气、发火，嘴干，大便不畅，就是帮她调整，滋阴，自己收住了，就达到了保胎的目的，挺好的，就不要去专门地对治它。中医这个东西，绝不是只盯住一个点，指哪儿打哪儿，头痛医头、脚痛医脚。

田：这是肯定的。我的一个亲属在一家民营医院里面工作，她说“我们医院的妇科是最赚钱的，一个医院就靠妇科赚钱。一个是妇科，一个是男的前列腺。一个妇科主刀的大夫，一个月能拿到人民币30万，就是无痛人流和宫颈糜烂，大量地治疗这些东西。”

我听了以后就疑问，他是怎么能挣到30万？她说，“我们一上午，这种人流就能做十几个。”她还说了，“医院每天接收的，患有宫颈糜烂的女人特别多，光是宫颈糜烂的治疗，对医院就是一个重要的经济来源。”

浩：但是我们这里，现在一些医院有个问题，那宫颈糜烂能一眼看得着吗？看不着。也不给你做宫颈细胞学涂片，直接内视镜的探头进去了。本来是个很好的宫颈，“啪”给你碰一下，碰出血了，他转头看一眼显示屏，就告诉你宫颈糜烂，其实是他碰出血的。可能是无意的，但我也听说过有些极恶劣的医生就有意去这么做的。回头给你看片子，出血了吧？然后，没有活检，医生在没有任何宫颈病变证据的情况下，说你几度，你就几度。吃药吧！治疗吧！

田：这是一个很沉重的话题！

浩：这就是为什么说有些私人医院找过我，跟我讲“王浩，我底薪一个月给你多少钱、多少钱！”我就只能说，兄弟我真赚不了那种钱！

田：可怜我们很多女孩子，不要碰上这样的医生。其实我们真要认真地普及一下，宫颈糜烂并不可怕，只是身体的一个警示，需要调理了。宫颈糜烂是我们中医里面的带下病，听着也是温暖的。而且我们传统医学有办法。

浩：说得对。轻度的宫颈糜烂，比如一度、二度的，和子宫肌瘤一样，很常见，尤其是孕产期的妇女。绝经期以后的女人，出现这个问题的少。尤其是在南方，湿气比较重。为什么南方的妇科要比北方的妇科赚钱？我们学校[④]的老师就跟我说，他们去了广州中医药大学进修，一个多月，看了几百个病人，80% 都是带下病，湿气重，气候的关系。但是宫颈癌就不同了，这个女人可能方方面面都有问题，有的女人抽烟、喝酒，吃辣椒，再加上不懂得节制性生活，长时间的，甚至十几年的压力、郁闷，她能不出这些问题吗？

所以说，凡事都要依循规律，有个标准、有个度，过了度了，就一定有事。

如果要是宫颈糜烂比较重，你吃上中药了，就会治疗得很好。但是宫颈癌就不同，早期应该没有什么表现。自己本人不知道，但是一旦就说我自己走完月经以后，老持续那么几天有发黑的东西，而且味道特别腥臭。一般这种情况，就建议她去检查了，估计是有问题了。

田：但是，现代医学在这方面很好啊，很容易通过医生的检查发现问题，定期进行宫颈脱落细胞的细胞学检查，可以发现非常早期的宫颈癌前病变。

所以女人不要担心自己宫颈糜烂，调整饮食和中药调理最重要。遗憾的是，很多人已经听信了无良医生的恐吓，花了钱也遭了罪。所以，在这里提醒女人，宫颈糜烂或者溃疡，不要到医院里去折腾。

浩：要不幸走错了地方，越治越麻烦！我接触过的治宫颈糜烂的，有做过 4 ～ 5 次的，就是凝固刀，做了还犯。宫颈糜烂和输卵管堵塞一样，只要你一个不注意，就容易多发和复发。

还是一点，“正气存内，邪不可干”，把正气调整好了，身体自然恢复正常。就是把你的子宫给你修复好以后，你的宫颈用中药给你调理好以后，再犯的几率就不高了。

这问题是附带的。有的人宫颈糜烂了以后，紧接着会出现什么问题？比如说月经不调了，月经的量给变了，颜色给变了，然后开始痛经了，都是问题。

田：宫颈溃疡（宫颈糜烂），除了一个是外部的环境出现问题，最主要的还是身体内部机能失调。一个不恰当的比喻，口腔溃疡了，你去手术烧焦了吗？说起来，其实它也是个报警器，当你的宫颈溃疡了，已经说明你的身体内环境不环保了。一个湿热，一个湿寒，调整就可以了。

浩：可以怎么理解呢？你得了口腔溃疡了，这个时候你吃东西肯定要比原来困难了，那么这个时候你的胃受不受影响？所以中医医病诊断也不能单纯仅仅看见宫颈糜烂的问题。

我爸他们经常说一句话，“宫颈糜烂还算个病啊？”宫颈糜烂，它有些时候也只是个报警的问题，也有些人的病并不是单纯宫颈糜烂引起的，她得的是其他的病，但是其他的病又导致了她的宫颈糜烂。总之，和我们的扁桃体发炎一样，你不能一切了之。她就是报警嘛！

田：山东民间中医董有本说，轻了就是炎症，重了就是癌症⑤。这句话可以这样理解，炎症是报警的，你切了，你打击了她，就会丢掉一个忠实的警卫。大病的潜伏就无从发现。比如癌症，可能就会发生在一个身体机能失衡、失调的人身上。

① 凝固刀：应用类似定位、导航技术，全程皆由计算机监控的微创治疗高科技医疗系统，可精确摧毁子宫肌腺瘤、子宫肌瘤的病灶组织，治疗功能性出血、宫颈糜烂等妇科疾病。

② 保妇康栓：属于中成药的鸭舌形拴剂，用于霉菌性阴道炎，宫颈糜烂。

③ 泡腾片：一种可迅速融化溶解于水的片剂。

④ 我们学校：王浩毕业于“山西中医学院”，目前也在这里任职。

⑤ 董有本：民间中医，从事肿瘤研究二十多年，搜集各种偏方秘本，多次冒着生命危险用自身做药理试验，终而成功研制了专治肿瘤的药物“中华蝎尾肿瘤丸”，获得国家专利。作者田原女士亦曾数度专程走访，所得内容陆续编入《中医人沙龙（第一辑）：民间中医绝学》特辑。

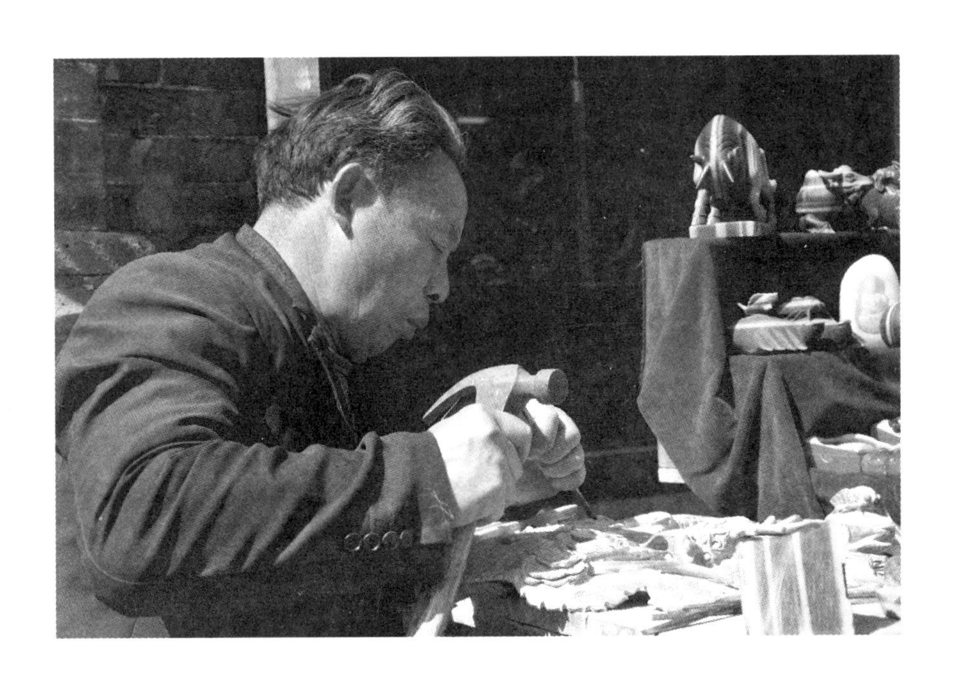

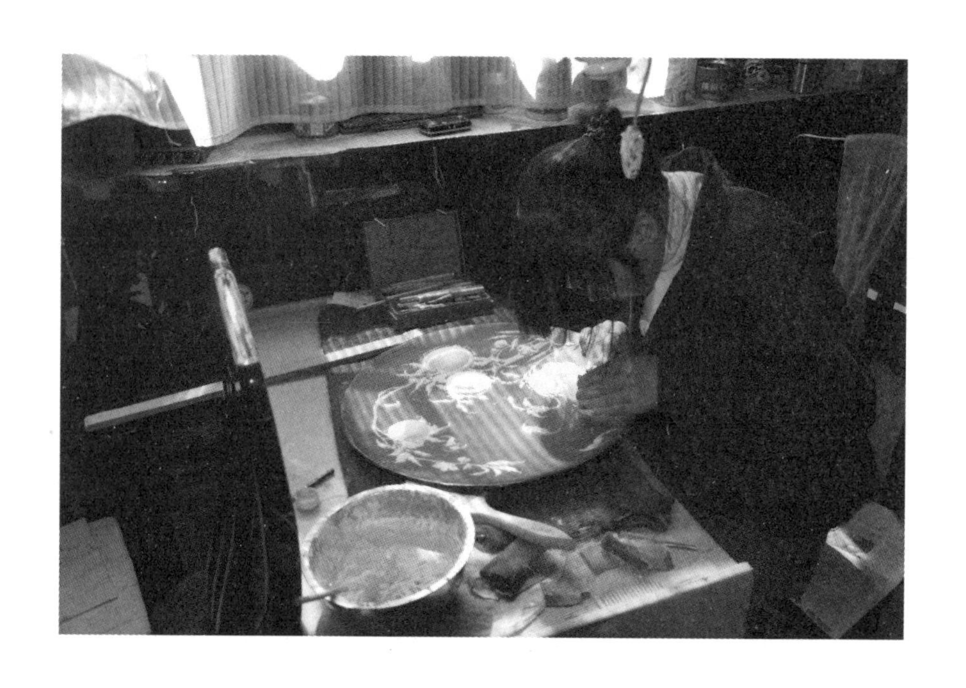

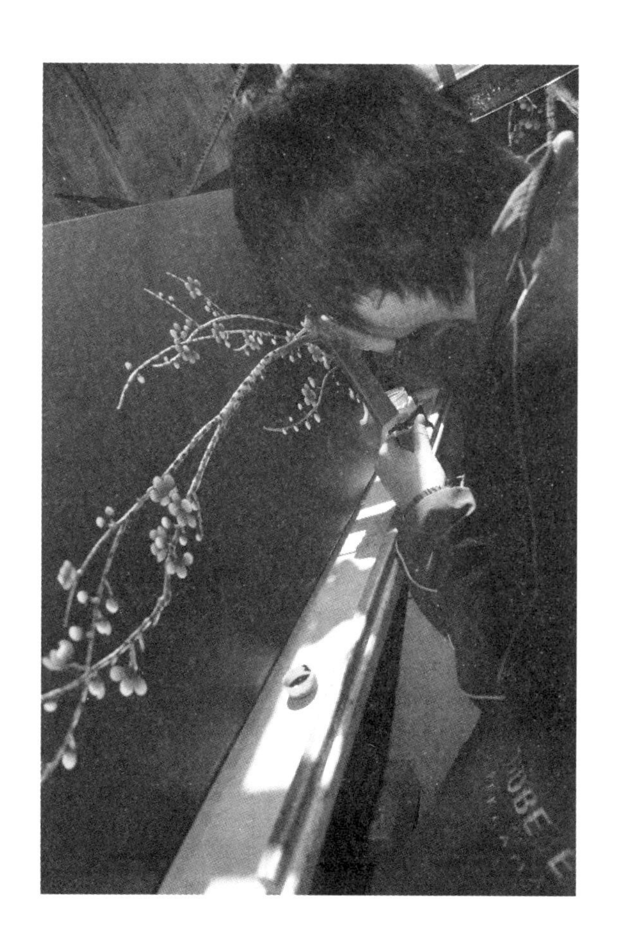

古城里的工匠师傅们，一笔一划地刻画着花鸟鱼虫。大量对手工艺品的需求，挑战着他们的眼睛和颈椎。因为太过辛苦，“来钱”又慢，每一个传统行业，都面临着像中医一样的传承艰难。希望有更多的支持，让他们能坚持下去，热爱下去。

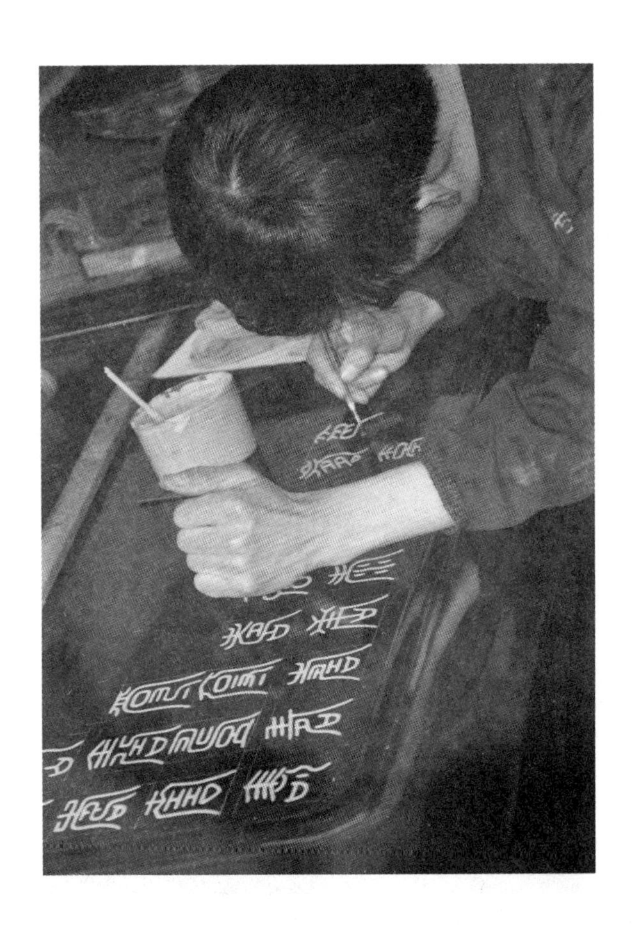

这个时代正逐渐失去手工的温度。在轻松的享受着冷冰冰的机器复制品。多少人已经自愿放弃上天所赋予的，用触摸，去感知自然的天赋……甚至于就连身体，也轻易的托付给机器……

03. 女儿怎么养才真逍遥，是妈妈的责任？

（子宫有多好，女孩儿就多富有）

田：宫颈糜烂是单独发生的吗？是否有连带反应？

浩：宫颈糜烂不是单纯发生的，我们在诊疗的方案上，也不是单纯针对它去治疗，它经常就是一个附带症状。

比如说，这个女的月经老提前，她喜食辛辣、燥热一类的东西，再加上这个人本身脾气性格暴躁，她的月经就容易老出现提前的情况，然后她又是一个有过孕产史的女人，这个时候宫颈糜烂就不足为奇了。

有的病人，她看病时间长了，懂得情况了，自己说得挺到位的，说她的月经提前，说到最后跟你提了一句，“我还有点儿宫颈糜烂”。

田：我们在第一本书里谈到了月经提前本身也是个问题。

浩：再普及一下。月经提前大概分为这么几种，第一，气血亏虚；第二，有虚火，有下焦虚热；第三个，气虚，提不住了；第四，肾虚，也是提不住了。

田：如果女孩子月经出现提前，那就要警惕了！如果一直是提前，直到四十几岁，那么肾虚就是肯定的了。

浩：您说得是对，但是刚来月经的女孩子你可要考虑好，她是多大来的月经，你比如她12岁就来的月经，月经不调，别管，她还没长成呢！

如果她没有出现症状，人家挺好的，能吃能喝能睡，只不过月经周期不稳定，就暂时先别管它，不要随便乱下药。

田："没长成"和最后要绝经是一样的道理，由它去。身体自有道理。晃晃荡荡的，晃来了，最后晃没了。但是如果正常来月经的话，一直提前，那就说明有问题。

浩：有问题，一般考虑还是肝脾肾这三脏。

田：哎呀，很多人以为提前很正常。

浩：这就是为什么中国人提到一个观点，就是"女孩要富养，男孩要穷养"。

田：这个话题很好，"女孩要富养"，我一直在质疑这个问题。我女儿有时候就说："妈妈，人家说女孩儿要富养，你看你从来也不给我穿好衣服。"我就在想，我是没富养你啊，我是管得你严。关键是哪个方面富？富养，其实就是珍贵地去养她，这叫富。

对了，像刚才来看痛经的那个女子呢？

浩：好了，这个已经好了。

田：那你是以什么为底子？逍遥丸吗？

浩：不，逍遥丸治不了她的病。她一开始主要的症状是什么呢，血多、量多。她主要表现出来的症状一个是量多，一个是肚子疼，就这两个症状。

我们家传的有个方子叫“散结定痛汤”。头一次看，一般就是 3 ～ 4 副药，就不管她了，等下一次见月经，趁着出血的时候，用中医“通因通用”[①]的原则，正好她出血，用“生化汤”把子宫里给打扫一下，相当于“刮宫”。但是这个“刮宫”和现代医学意义上的刮宫，那完全是两个概念。

这种“刮宫”，是在保护子宫的前提下，把脏东西给它扫除出来，不是说把东西也取掉了，子宫内膜也伤了。

田：她那个血多，某种意义上是身体清理内患的本能。是因为子宫内膜不干净她才出血多。

浩：对。“瘀血不去，新血不生”，她这种病例，一般血的颜色都比较发暗，不是鲜红的，而且伴有血块。头一次吃完药之后，她掉出来这么大的血块，馒头这么大，一点都不夸张，两厘米厚，“哨”就掉出来，自己都感觉不知道什么东西，就掉出来了。她自己在卫生间把血块拿起来，用水冲，半天都冲不烂，你想她能不疼吗？不通则痛。

逍遥丸

出处：《太平惠民和剂局方》

方药：柴胡、当归、白芍、白术、茯苓、炙甘草、薄荷。生姜。

功用：疏肝健脾，养血调经。适用于肝气不舒，胸胁胀痛，头晕目眩，食欲减退，经前期症候群，月经不调，经行吐衄，崩漏，乳腺小叶增生和囊性增生病等。可使肝郁得疏，血虚得养，脾弱得复，气血兼顾，肝脾同调。

散结定痛丹

出处：《傅青主女科》

方药：当归（酒洗）、川芎（酒洗）、牡丹皮（炒）、益母草、黑芥穗、乳香（去油）、山楂（炒黑）、桃仁（泡，去皮尖，炒，研）

功用：补血逐瘀。妇人产后因瘀血而致少腹疼痛，甚则结成一块，按之愈疼。

生化汤

出处：《傅青主女科》

方药：全当归、川芎、桃仁（去皮尖）、干姜（炮黑）、甘草（炙）

功用：化瘀生新，温经止痛。产后瘀血腹痛，恶露不行，小腹冷痛。

① 通因通用：语出黄帝内经《素问·至真要大论》："寒因寒用，热因热用，塞因塞用，通因通用，心伏其所主，而先其所因。"指称一种"反治法"的用药手段，"通因通用"即是以通治通，藉用通利药治疗具有实性通泄症状的病症，适用于譬如食积腹痛、泻下不畅，以及膀胱湿热所致的尿急、尿频、尿痛病症等，属邪实本质、真实假虚的症状。

子宫第五乐章·面对女身

01. 女人病，怎一个乱字了得?

（幸福女人，别把自己的日子过乱了）

王楷明在院里指着屋檐说："田老师，你看我们家院落的燕子，都回来了。"

抬头看去，在屋檐下面，有个燕子窝，软草掺着煤渣，看得出已经修补了很多次。那是一对燕夫妻常年的"避暑山庄"。

王楷明又接着说："我这个地方，谁家都没有燕子窝，就来我家。"

那语气，又得意，又爱怜。这个传统的中医家庭，对自然界的物事保留着传统的思想：燕子是精灵，受到神的庇护，燕子来筑窝，是对整个家族的祝福。

燕夫妻选择这里搭建爱巢，还是2008年的事情。那时，夫妻俩新婚燕尔，彼此商量着要找户和善的人家，建个安然的居所，挑来挑去，选了老王家，含着草、衔着泥，建了自己的新房，又通风、又牢固，不久，它们在这里诞下了爱的结晶。

每年春夏交接的时候，夫妻俩的小宝宝们，就从窝里孵化出来，在父母的呵护下，慢慢长齐羽毛，飞向天空。

老王家也把一家子燕儿当成自家人，早起目送它们出去猎食，晚上等着它们回巢。关照它们，好像成了一种习惯。

每一年八月十五左右，夫妻就飞去南方越冬，三四月，春暖花开，又飞回来，重新修缮一下“窝居”。

有一年开春，细心的王楷明发现，本来成双成对的燕夫妻，今年只回来一只，孤独的住在曾经的新房里，拒绝任何燕子的来访。王家老大说，想是有一只伤了。

转眼，燕儿已经在老王家住了五年，母燕也找到了新老伴，夫妻俩个又快快乐乐地早出晚归，冬去夏来……

田：这些年，你们一直在思考与众不同的问题。关于女性疾病，除了“温度与情绪”。还有什么吗？

王氏女科：我还说一个字，“乱”！感同身受的，就这个字，把好多毛病都概括了，社会风气不好。过去哪有刮胎儿的？乱的把医生都搞乱了，乱七八糟。对于医生，过去是有条文、指标的，是血虚？是气虚？是湿热？瘀滞？现在真好，终于把我们医生也搞乱了。

本来能生的，就是乱的不能生了，只能是乱了，就只好给他治乱了的病，所以我看病看的就发火了。我们医生只能做到这儿，做其他的只能靠你们了。

田：看病看的心里郁闷啊！

王氏女科：曾经我看病的时候，就有个女人，说我态度很不好。

她第一次来的时候，我问她结婚了没有，她说没有。我问有过什么病史？她说做过卵巢双侧手术。我问月经正常吗？她说记不得了。我说记不得了能怀孩子？等你记起来了再来看。这样就把她撵走了。

她本身就是来试探的，对我半信半疑的。还有一点，患者要说清楚了，我把脉的情况对上了，才能开药嘛。你对自己的情况一问三不知，这对自己就不负责任，你不负责任找医生干什么？

你自己的事情还能让谁去记？她说，“你怎么什么都好，就是态度不好。”我就回她，“我要是态度不好，我还花这些工夫细细问你呢？问你月经什么时候来？这是为了你，不是为了我！”

田：有多少人是来了以后记不住自己月经的？

王氏女科：少，真正看病的人，大部分能记住，是有记不住的人，但也能记得个大概，比如几号的前后。

田：你跟我不配合，然后您就生气了。

王氏女科：当然生气了，但我不跟她计较，我说今天不能看了，不能开药，你回去吧。你回去想你的月经，想起来再说。还有越看越生气的，就是看的效果不好的人。

田：原因在您这儿，还是在她那儿呢？自己觉得不好治？

王氏女科：治病的时候，不是说每个人都能好了，有的是治疗效果不佳的时候，自己生闷气，生我自己的气。回来以后我就重新考虑、重新思维。看不了的不能说没有，应该是有，那是自己火候达不到，自己还没有到得了那个境界，自己的不足自己心里要有数！

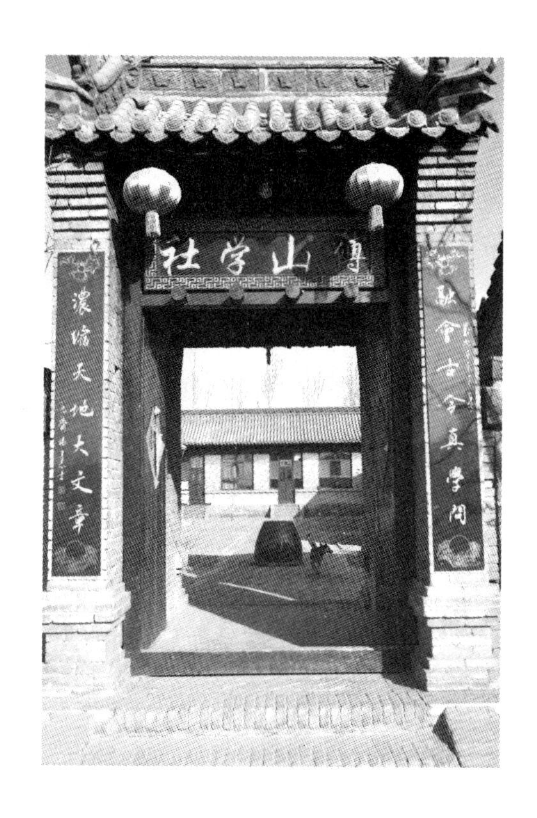

2012 年，中华傅山园成立了“傅山学社”，这是一个民间学术团体。在 300 多年后，在这片古老的大地上，被有心人继续传承着。

02. 看前面带下，顺便问问后面嗯嗯怎么了

（白带多，大便也跟着出问题了）

田：西医是医患关系紧张，咱们中医看病也会有障碍吗？医患的沟通好吗？

王氏女科：还是给农民看病简单。她来了，不会表述，"呀，大夫，我下面流水！黏糊糊的、白的，有味儿。我今天只要抬一袋水泥，就有这个问题了。"哦，这我就知道脾肾虚了，累了。

就是说她们的思想很单纯，干活、吃饭、挣钱回家，其他什么也不多去想。单纯的人，病也单纯，就特别好治。

她不像都市里的人，今天回家想想上司怎么回事、同事怎么回事，我要买哪的房子但我买不起……这种情况下，你解决了肾的问题，解决不了脾的问题，解决了脾的问题，又解决不了肝的问题，解决了肝的问题吧，她还容易心火上炎。

田：都市白领看病的时候怎么表述？

王氏女科：城市里信息太发达，所以病人一来，就好像懂点什么东

西。其实说句实话，在我们医生看病的角度来看，还不如什么都不懂。

我一般是这么问病人：“多大了？结婚了没有？哪儿不舒服？”她回答什么？“大夫，我子宫内膜异位症。”我一听这，就把笔一放：“请问什么叫子宫内膜异位症？”“啊？我上大医院看了，人家就说我是子宫内膜异位症。”我说：“他说你是子宫内膜异位症，你问他了么？什么叫子宫内膜异位症？”“从进去到出来总共两分钟我就回了，没问，人家也没跟我讲。”

田：有意思。

王氏女科：现在的女士们还有一个什么问题，就是说大家都已经把自己的身体格式化和程序化了，就是多半只注重检查的数据，而根本不关注本身的功能。

就是说她只是知道自己，我有子宫肌瘤了，我的肌瘤是多大；我检查出来霉菌了，我检查出来这个菌了、那个菌了；我是宫颈糜烂……我说：“你来这里，不是来跟我探讨专业知识的，你是来解决问题的，你是因为不舒服了才进到了这里，那现在就跟我说说你怎么不舒服就行了。”“啊，是，肚子疼得不行，一来月经就这么大的血块，我就去看病，结果人家就让我刮宫，我一听，害怕得不行。有人说你这儿看得不错，我找找你吧！”我说你这么说就行了，我和你就先从月经开始说。

还有一个什么问题，都市里的女士们，经常转移话题。本来说月经的嘛，刚提了一句“呀，肚子疼得不行！”马上接一句，“胸部也疼啊！”她着急，颠三倒四。但是我们做医生的就得在这语无伦次的过程当中，一定要找见哪个是最主要的。

很多女士，我说你怎么了？“带多得不行。”我又问“大便怎么样？”，她说“可干了！”你一听，明白了，把大便先通了，把带止了，这个问题就完了。然后她又开始跟你说："腰痛得不行！"我说你别急，带一治好，腰就好了，别治腰。一定要把握清楚。

田：带多的女人，在她的大便上有什么样的表现？都会出现不同程度的大便干燥吗？

王氏女科：中医理论讲得好呢，"利小便所以实大便"嘛，水都从前面走了，不走后面了。一般情况下，白带多的女性就会出现大便干燥或者便溏不成形。这个时候就一定要调她的肝脾和肾，针对不同年龄段。

田：女人出现白带异常，或者白带的多少，后面一定跟着大便的改变。这个时候要请中医调理，切忌乱用抗生素。

浩：除了要观察大便，小便也很重要。

有的女士就说："喝了水就去厕所，提了二斤菜，一开门、一着急，就尿裤子里一点。"你再问她白带是什么情况？"白带也多嘛！"大便呢？"干！有时候能擦出来血。"这是最主要的问题啊，就给说出来了。

然后她还会跟你讲，比如同房以后有时候会出血，宫颈上也有了糜烂了。然后她还会说："不仅是出血，前一天晚上同房之后，我会难受三到五天。"经后的症状也表现出来了。

《傅青主女科》上有一个"调肝汤"，这个方子在原书上治疗的是"经后少腹痛"。但是通过王氏妇科来验证，这个方子不仅仅是治这一点点的问题，它能治的问题太多了。水生木，水不足就会导致肝气不舒的很多问题，情绪、经血、睡眠不好，大便干燥等等啊。

田：伟大的《傅青主女科》，这个侠肝义胆的男人，真是值得我们后世女人穿越时空去爱他。

调肝汤

出处：《傅青主女科》

方药：山药（炒）、阿胶（白面炒）、当归（酒洗）、白芍（酒炒）、山萸肉（蒸熟）、巴戟（盐水浸）、甘草

功用：补益肾水，平调肝气。适用于妇人肾水不足，肝气不舒，行经后少腹疼痛。

03. 床头一杯热水，为天长地久养精蓄锐

（同房的时候，是阴阳较量的过程）

田：同房后要难受几天，通常怎么个难受法，肚子痛吗？这种难受意味着什么？

王氏女科：其实这种问题如果让中医来考虑的话，这是一个耗气伤血的过程，动肾气了。但是西医很直观地认为，宫颈上有了问题，你至少是一度到二度的糜烂。

田：这个问题很有意思，就像月经期间，子宫处于一种运动的状态，它也是在消耗气血；夫妻同房，子宫也处于一种收缩运动的状态，也要耗气耗血，所以它们会出现相似的症状。所以同房后肚子疼和经后腹痛意义是一样的，治则也是一样？

王氏女科：田老师您太棒了！就是这个样子嘛。形象的说，同房的时候，就像一个阴阳较量的过程。

田：月经过后和同房过后同样会出现耗气耗血的过程，这里还要细分月经多长时间、流了多少血。可以这么理解，同房的时候，因为现代

生活很多人很开放，有人会用各种方法，更是会耗气耗血，完了之后你应该有一个养护、回归的过程，这个时候就可以用调肝汤？

王氏女科：但是有一个问题，就是一定要有症状，没症状是不能乱用的。但是可以有别的方法来养护一下，比如男女在同房后，千万记住，一定要喝热水，冒气的热水，可以迅速恢复阳气。

在老祖宗那里，同房是有讲究的，不是说兴致来了想干什么就干什么，规矩多着呢！

田：中国古代就有著名的房中术，您认为夫妻同房应该遵守的规矩都有什么？

王氏女科：首先第一点，经期同房是绝对不允许的。这个也是造成宫外孕和子宫内膜异位症的首要元凶。

第二点，按古代医书、养生书的论点，你想着同房的时候算算日子是初几，初一、十五肯定是不行。

还有一个，男女同房过程中，男人快到高潮的时候，在出现射精的过程当中，就是从阴道拔出阴茎的这个过程，怎么拿出来？这是一个养生问题。如果说他在还硬挺的过程当中拿出来，和已经射完精之后拿出来，是完全不一样的。

硬挺的时候拿出来，对男人阳气损伤比较小，如果是疲软的状态下拿出来，对男人的阳气损伤是很重的。弱入强出，行气补脑。性爱后，男性应该在生殖器还呈硬态（生态）时拔出，不能全部疲软（死态）出。这是古人讲究性养生的主要内容。

我们王氏女科其实不单是结合了《傅青主女科》一家，你比如说《竹林寺女科》[①]、《济阴纲目》[②]、《达生编》[③]上都提到过这个问题。我们其实没有好好深究过它，只是在古文献上都提到过。

中国的养生书，有些就是房中术，一直有很丰富的记载。养生，除了平时的饮食，还有日常的休息过程当中……其实男人女人在同房的过程当中，对自己也是一种养生。

田：中国的丹道养生也有一种说法，古人将肾气比喻为天机，讲求“天机不可泄露”。这是养生的最高境界。生活中，我们不管女人也好，男人也好，这种欲望啊，都应该有个尺度。

刚才说，同房以后喝杯热开水，对女性也是一样?

王氏女科：一样！月经不调的女生，假如同房后能坚持喝开水，她会发现过三、五个月之后，月经就正常了。

田：这个就借天力了。就是说，阴阳交会之时也是最好的自身沟通环节，这杯热水帮助你在高速运转的时候，再给它助力一下，很快就给你一个扶正的能量。我们说得道者多助，失道者寡助，一样的嘛。在天时地利人和的时候，你给它助力，肯定很快就解决问题了。

王氏女科：对对，还有就是晚上五点到七点的这个时间，别同房。

田：五点到七点，都在路上堵着车呢！

王氏女科：这个时辰，正是身体走肾经、养肾精的时候，不要做！

①竹林寺女科：署名“竹林寺僧”撰写的女科医典总称。“竹林寺”位于浙江萧山，据传于后晋建寺之后，寺中出现善医女科病症的僧人，此后并逐代相传，逐渐闻名于世，但其中论述均秘不外传，清初以后才有不同的传抄刊本行世。后世流传较广的有《竹林寺三禅师女科三种》、《宁坤秘籍》、《竹林寺女科秘书》等。

②济阴纲目：明代医家武之望根据王肯堂《证治准绳·女科》（明），加以重订条列，编撰而成《济阴纲目》五卷，论述了月经病、带下病、胎前产后病，以及妇产科杂病的辨证与治疗，引录资料丰富，选方较王肯堂详尽，对后世有较大影响。

③达生编：又称《达生篇》，是清代早期问世的一部产科专书。“达生”取自诗经《大雅·生民》：“诞弥厥月，先生如达”，意即“顺产”。书中针对胎前产后诸多事宜提出见解，辟除当时民间分娩过程中的诸多弊俗。其中最突出的内容，则是顺承产育的自然规律，避免人为难产的主张。

04. 生理期，就给自己放个假吧

（脸上长斑，十之八九是月经问题）

田：家有儿女未长成。我们为妈妈们谈点什么。未婚之前的女孩子们，容易出现什么问题？月经不调？

王氏女科：功能性子宫出血、宫颈糜烂、白带异常，带下病。还有一个，先天性的多囊卵巢综合征[①]。我们看过最小的妇科病，十二三岁。

田：除了多囊卵巢综合征，她们患这些病的原因是什么？

王氏女科：多半还是纵欲和饮食不节制的问题。

田：纵欲过度和饮食不节制，甚至是对人流的不认识和不重视，随意性。

王氏女科：对。现在很多女士，已经把这个事不当一回事了。她是可以不当事，她认为是无痛人流，她很舒服就完了。她可以不当一回事，但对她的家族，对她的未来，乃至对她将来的人生健康，都是一个转折点和分水岭啊，也有意外带来的伤害。

这个也促使我们要做中医的生命文化，非常需要啊。

有一个初二的女生，她得的是功能性子宫出血。她这个病在山西省中医药研究所已经看了半年多。这个女孩就是出血不断，一来月经就是20天，甚至这个月就连到下个月了。

这个女孩是什么原因呢？后来诊脉的过程中，我就发现她有气滞血瘀的表现，而且也有气血亏虚的脉象。然后我就问她，你现在上初中学习累不累？“累。”我说你摔过跤没有，或是做过什么剧烈的运动没有。她说，去年冬天有一次上体育课的时候，正好来月经了，跑了个八百米，就落下这个病了。

这个女孩，我们采取的就是用活血祛瘀的办法，她本来出血出得多，但这个孩子并不难受，没感觉，只在做超音波的时候看到内膜厚。这个活血祛瘀，帮助她把血排出来就好了。在上个月，我们看了一个北京舞蹈学院的女孩，也是跳舞引起的。气滞血瘀，它脱落不下来嘛，不就瘀住了。像她这种，属于在活动的时候耗气了。耗气了，就导致子宫不能很好地收缩，没劲儿了，让内膜堆到那里了。

本来月经周期一到，内膜达到1.1cm，要出血了，这个时候你不要做激烈的运动，好好保养自己的气血，帮助子宫更好地收缩。要是这个时候，你动了，连跑带跳，跌倒了、伤了，或者受了惊吓，着急、生气，瘀住了，内膜也掉不下来。这个该脱下来的内膜没有脱下来，血就停不住。

田：出现内膜增厚，就要警惕自己是否已经气滞血瘀？

王氏女科：可以这么说。你去看街上走的女人，凡是脸上长斑的，十之八九都有月经问题。

但是我说的这一点，只是局限于单纯的月经不调。过了四十岁以上，你问她“你带了‘环儿’了是不是？”这个环儿，对某些人来说是个很要命的东西。

① 多囊卵巢综合征：多囊卵巢综合征（polycystic ovarian syndrome，简称 PCOS），是以长期无排卵和雄激素指数偏高为特征的内分泌综合征，为育龄妇女多见的内分泌症候群，且大多引起生殖障碍，其发病率占育龄妇女的 5%～10%。主要的临床表现有：月经异常，排卵障碍，不育，以及不孕合并双侧卵巢增大呈囊性改变，且由于雄激素偏高，常见伴随多毛、痤疮现象，此外，约半数的患者有不同程度的肥胖。PCOS 的病因尚不清楚，一般认为与“下丘脑－垂体－卵巢轴”功能失常、肾上腺功能紊乱、遗传、代谢等因素有关。少数 PCOS 患者有染色体异常，有些还有家族史。近代，医学上还注意到此类患者有胰岛素抵抗及高胰岛素血症。

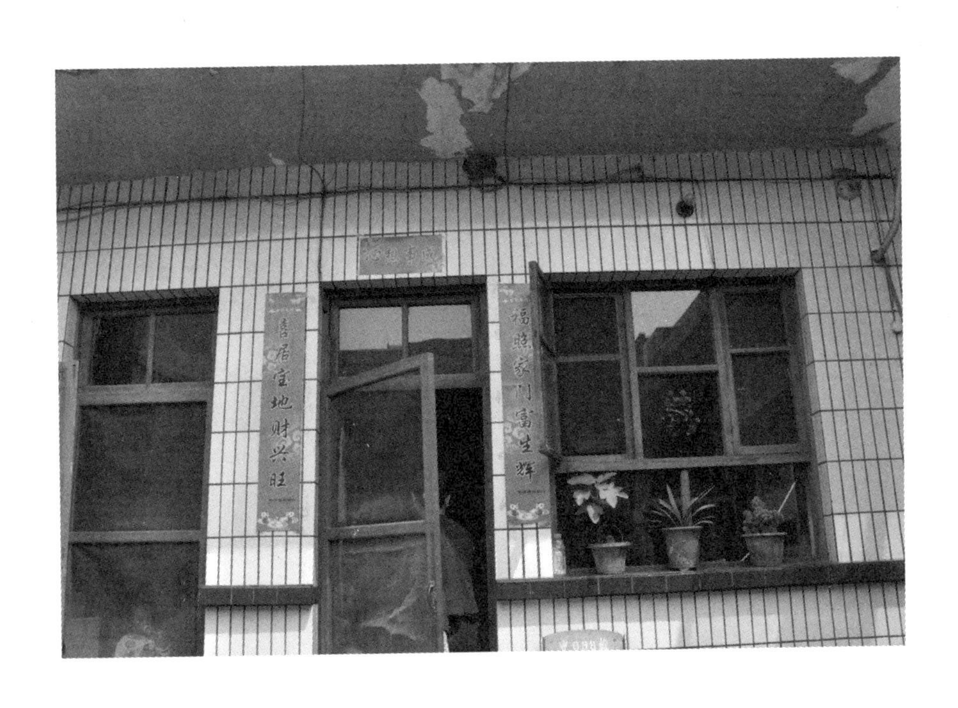

看到了吗，那个小黑点？就是传说中的燕子窝。

子宫第六乐章·面对医生

01. 其实都是小儿科

（老祖宗有多牛？问问麻杏石甘汤）

田：有自己解决不了的问题吗?

浩：我儿子去年冬天发烧了。我就给我爸打电话，我说爸，你孙子病了，烧。老爷子问我什么症状，几天没拉了？我说两天。他说你趴在孩子的肺上听一下，喘气粗不粗？我一听，呼吸比较重，然后，小孩不会咯痰，吐不出来，就听见喉咙里发出那个声音，呼噜呼噜的……

好了，都问完了，告诉我，你开个“麻杏石甘汤”，加点治消化的药。一副，用汤勺喂了四勺，退了，不烧了。

田：其实你还不够自信，觉得看妇科的大夫，不能看儿科，其实生命体的规律都是一样。偏偏自己的儿子下不了手。

浩：田老师，您可说对了。其实当时我脑子里也想过这个麻杏石甘汤。问题是，我就在这想，这个石膏用多少合适，10g、15g？结果老爷子开了 20g！

我爸就跟我说，养孩子就关注两点，第一点，别让他凉了，第二点，别让他吃多了。行了，孩子永远不会得病！这就是宋代的一本书《小儿药证直诀》[1]里面说的，“若要小儿安，需得三分饥和寒”。

“若要小儿安，常受三分饥与寒”出自明代《育婴家秘》，你看，不只一本书在强调这个问题。中医认为，幼儿的体质为“纯阳”，“稚阴稚阳”，是清晨的小太阳，但是从古到今，养孩子都怕冻着、饿着，明代显然也有这个问题，家长过分强调暖衣、饱食，所以这个作者万密斋说呀，“饥，谓节其饮食也；寒，适其寒温也。勿令太饱太暖，非不食不衣之谬说也。”就是说，养儿，要根据他的体质特点，就算他饿了，也要节制饮食，冷了，适当保暖就行，也别穿太多，对小孩子来说，吃太饱，穿太暖，他就成了温室里的花儿了，万密斋强调，喂养小孩子要“乳贵有时，食贵有节”。

田：这就对了！我采访过的儿科中医，包括“东方小儿王”刘弼臣[2]，还有民间很有经验的老中医，我总结了一下他们的经验，发现在他们眼里，小孩子的病很简单，无非一个呼吸系统，一个消化系统。

这个麻杏石甘汤听着名字就好听啊，还有诗意！

麻杏甘石汤

出处：《伤寒论》

方药：麻黄、杏仁、炙甘草、石膏（生）

功用：辛凉宣泄，清肺平喘。适用于外感风邪，身热不解，咳嗽喘逆，气急鼻扇，口渴，有汗或无汗，舌苔薄白或黄，脉浮而数者。

① 小儿药证直诀：又名《钱氏小儿药证直诀》，为宋代大医家钱乙（1032～1113）所撰，后由门人阎孝忠编集而成。全书三卷，卷上为脉证治法，共载小儿诊候及方论八十一篇；卷中详记钱氏小儿病医案二十三则；卷下细论儿科方剂的配伍和用法。书中论述小儿的生理、病理特点及临床证治，其脏腑辨证及所创方剂对后世影响巨大，被后世医家奉为中医儿科的奠基之作。

② “东方小儿王”刘弼臣：本名刘世仁（1925～2008），学龄即受“不为良相，当为良医”古训的启发，决心学医济世，遂于14岁中学辍学，拜姑丈孙谨臣先生为师（“江南小儿神医”朱冠臣所创立的“臣字门”第三代传人），取医名“弼臣”，成为“臣字门”的第四代传人。先生从事中医儿科医疗、教育、科研工作达60年，被授与北京中医药大学终身教授头衔，更因德术高超，医界誉为“东方小儿王”。

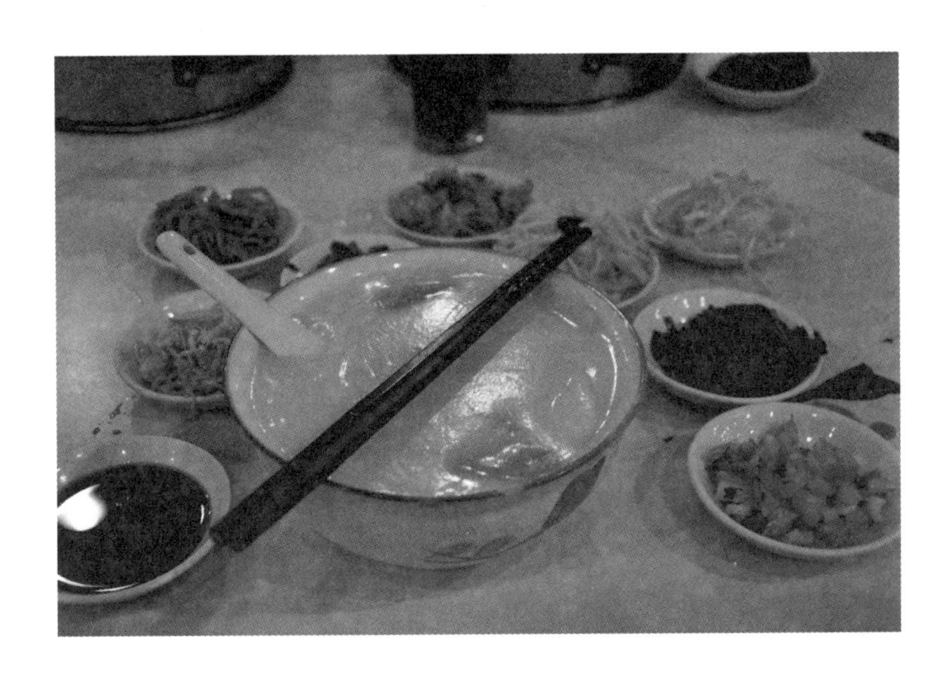

山西特产，头脑，傅青主研发的滋补药膳，美食里的八珍汤，补养气血效果最好，对于女人养容颜更是有效。据说我们去的这一家，是当地最正宗的，羊肉和配方都很讲究。就在傅青主曾经居住过的村子里。味道确实好极了。老爷子八十几岁，和儿子守着家里传下来的秘方，心满意足的开着在窑洞里做起的小店。

02. 女人的酸甜苦辣，都在一条带上

（白带的病，傅青主那个完带汤最主要了）

王氏女科：女科的问题，咱们谈了很多，哦，还有一个尿频吧？

田：网上有一个留言，一个能干的女人，说自己特别累的时候，晚上就起夜两三次，口渴，小便多。休息调整个两三天，就过来了。走的白带有点青，有点像清水的，还不是完全清水，有的时候感觉是不是来月经了？一看不是。没什么味，不痒……向中医求救。

王氏女科：这就是刚才我们说的这个白带。《傅青主女科》书上不是分了五种吗，白、黄、青、赤、黑。可是书上写的，只要有赤带、黑带，还包括青带，这三种带只要一发现，就不是好的毛病，就接近于宫颈癌那一类病。这里头有一个特殊特点，一个是稀；另一个，不管这三样出现哪一种，都有味，异味相当的大。

田：有异味的话，就说明宫颈有问题了？

王氏女科：一个是宫颈，一个是子宫内膜。

平时像这两种带，不管是白的也好，黄的也好，或者是青的也好，

或者稀的也好，或者走水也行，傅青主那个处方“完带汤”最主要了，还可以坐胎，又能健脾，又能补肾。我看了45年病，就看过一个人是黑带，临床上黑带不多。

田：您刚才说的一个是黑带，一个是青带，一个是赤带，再加上味道很重，一定是宫颈或者是内膜的问题。

王氏女科：现在西医化验不是有一个指标吗？这个问题，它就到巴氏Ⅰ级、巴氏Ⅱ级，就是容易癌变。叫做子宫颈刮片细胞学检查，也就是传统的巴氏涂片法，诊断标准分为5级：巴氏Ⅰ级，正常；巴氏Ⅱ级，炎症；巴氏Ⅲ级，可疑癌；巴氏Ⅳ级，高度可疑癌；巴氏Ⅴ级，癌。方法就是医生用一个软木刮板，在宫颈处轻轻刮一下，收集宫颈脱落的细胞，拿到显微镜下看，这是现在发现宫颈癌前期病变和早期宫颈癌的主要途径。

这种方法的优点是便宜，便于普查，但缺点是用这种方法做成的标本，细胞堆积在一起，不便于观察，诊断的准确率低。所以，这种检测方法近年来被改善了，采集细胞样本的步骤和巴氏涂片法一样，但是，要送到检测中心，在显微镜下，用计算机自动扫描、存储，识别出可疑细胞。这个叫做电脑辅助宫颈细胞学检测系统（简称CCT），它的筛查率是很高的，目前在大城市基本上都用的这种方法。

田：假如出现这个带，但是没有味道，这是什么问题？

王氏女科：还是脾跟肾脏的问题，脾湿气太重了，也就是中医说的脾虚。

田：有一种说法就是“脾气下流”[①]了，营养物质不能够变成好东西，往下直接流走了，人就一定会出现面色无华，慢慢地，舌象也会出现脾虚的症状。就您说的，出现白带多一定用完带汤。

王氏女科：里面有黄带，加点白果仁、黄柏，颜色就变成白的了，变得少了。最终是形成月经。为什么平时白带走的多的人们，月经来了走的少？实际上，她平时都走了带了，只不过颜色没有变过来，变过来就成了红的了。变不过来的一个基本要素是什么？肝脾肾失调了！这个按傅青主的理论，就是肝脾肾失调了。

田：您在临床上看到的这个问题多吗?

王氏女科：多。到了你们这个年龄的问题特别多！比如说，月经3个月没来，白带走的特别多，这个不能通月经，开两副完带汤，就月经来了。喝了以后白带止了，月经自然就来了，就有这么个功效。

田：那正常就应该吃它，真要这样，我们给中年妇女就提出一个完带汤的理念。

王氏女科：当然，绝经期这个年龄完带汤是可以用，可是不像40岁以前的妇女们，比较准确，它要用在40岁以前，就更为准确。那个完带汤还有一个什么作用，就是上环之后白带来得比较多，平时老有血丝，完带汤就能治这个，因为里头有芥穗炭（炮制过的芥穗）[②]。《傅青主女科》里面强调过，止血的药必须要炭（炙）[③]。我给你说这个带下的病，就是典型的。

一个情绪，一个是健脾补肾。带下代表病，完带汤是最好的。

田：白带，青、黑、赤的，假如没有异味的话，就用完带汤，而且比较适合40岁以前的人用，比较管用，甚至带环的，有血丝的人也可以用。留给更年期左右的女性谨记。（完带汤方详见第三章第四节结尾）

① 脾气下流：“脾主运化，是气血生化之源，为后天之本。若先天禀赋不足，或素体脾胃虚弱；或后天失于调养，或饮食不节，饥饱失常，或劳倦过度，忧思日久，损伤脾胃；或年老体衰，或大病，久病之后，元气未复，失于调养，均可使脾气亏虚，运化功能失常，导致气血生化乏源，形成脾气虚证。脾气虚证进一步发展，可致脾阳不足，阴寒内生，成为脾阳虚证；脾气亏虚，清阳不升，甚至陷而不举，可转化为脾气下陷证。临床表现在脾气虚证基础上，兼见脘腹疼痛而喜按喜温，肠鸣泄泻而完谷不化，口吐清涎，小便不利，畏寒肢冷，兼见久泻久痢、脱肛、崩漏、子宫脱垂、脐腹重坠等症。”

② 芥穗：荆芥的花穗，炭炙用于止血。

③ 炭（炙）：一种中药炮制法，以药材配合不同材料的汁液，经由炒制以提高药材的功效。常用的譬如酒炙（升散活血）、醋炙（收敛以入肝、入肾）、盐水炙（入肾）、姜炙（和胃降逆止呕）、蜜炙（补益滋润）、酥炙（补益）、米泔水炙（益脾胃）。

03. 一个简单的方子，给带下清爽

（用女人发财的医生太不厚道）

田：非常遗憾的是，女性病随着时代的发展越来越多，而女人对自己身体的知识却少之又少。普及中医文化、女儿身体文化尤其重要啊。

浩：病太多了。而且，用女人发财的医生太多了，不厚道。

我给您举一个例子，我们这里有这么几家私营医院，这几家的老板曾经都找过我，给我一个月底薪多少万，然后可以保证我一个月下来拿到多少万，年薪加总起来多少万。我说对不起，我说老板，这个钱我怕我有命挣，没命花，我不去。不能做这种事。

一个“霉菌性阴道炎”和一个“滴虫性阴道炎”，您说它一些症状，不就是尿多、痒，对吧？有些时候白带稠、或者稀，对吧？或者有味。它不就是这些个毛病吗？给人家一住院，卡一刷，然后再用上几瓶的输液（打点滴），不过几天的工夫，一万多块钱进去了。有必要吗？三副完带汤就解决问题了，一共也才花人民币一百多块钱。

田：这个完带汤太好了。可以通用？

浩：这个完带汤其实是一个通用的方子，它的作用是做什么的？它是健脾的。完带汤可不一定光是治女人妇科的一个方子。我曾经接触一个男的病人，他就是拉肚子，给他开了个完带汤，好了。

田：我们这两天探讨过小肠的问题，这个小肠它是把精微的东西发布出去，但是好多女人真的，她就是当这种带下非常多的时候，好多人认为是脾伤了，湿热下注，实际上是营养不能上达而下流。但这个完带汤，如果能补这个脾气的话，正好能把它转化了，是这个意思吧？

浩：就是有这个作用！

田：这个完带汤是傅青主的原方？

浩：不，要改动。它这个方子，其实想想前人取的这个名字，完带汤怎么回事？“完”是什么意思？完成，完善了，完全终止了！[①]“带”它指的就是妇女的带下病，通指带下病。

难道说完带汤只治白带多吗？不，白带少它也治，性欲冷淡，女士们的性冷淡，它也治。白带少，阴道干涩，它都治。可不是说白带多的时候才用它，白带没有照样可以用。就像您刚才说的，营养不能上达而下流，营养不良了。

田：一个完成，完善了，就会解决只有女人才有的“带下”问题。而营养不良，它也是精微不能布散，往下流也是精微不能布散，所以说它都来通因通用一下，但个别体质得个别调整。

它这个方子原方是什么方？都什么药？

浩：“完带汤中用白术，山药人参白芍辅，苍术车前黑芥穗，陈皮甘草与柴胡”，其实总共就10味药，像白术、山药、党参、炒白芍、苍术、车前子，它以健脾利湿为主。

但是这个健脾，中医上这个概念就太宽了，健脾怎么个健？我们临床上就要因人调整一下。效果就会更好。

田：因人调整，为了有更好的效果。所以我们女人一定要认识这个美好的完带汤。

① 完带汤方名旨趣。《傅青主女科》："夫白带乃湿盛而火衰，肝郁而气弱，则脾气受伤，湿土之气下陷，是以脾精不守，不能化荣血以为经水，反变成白滑之物……。治法宜大补脾胃之气，稍佐以疏肝之品，使风木不闭塞于地中，则地气自升腾于天上，脾气健而湿气消，自无白带之患矣。"

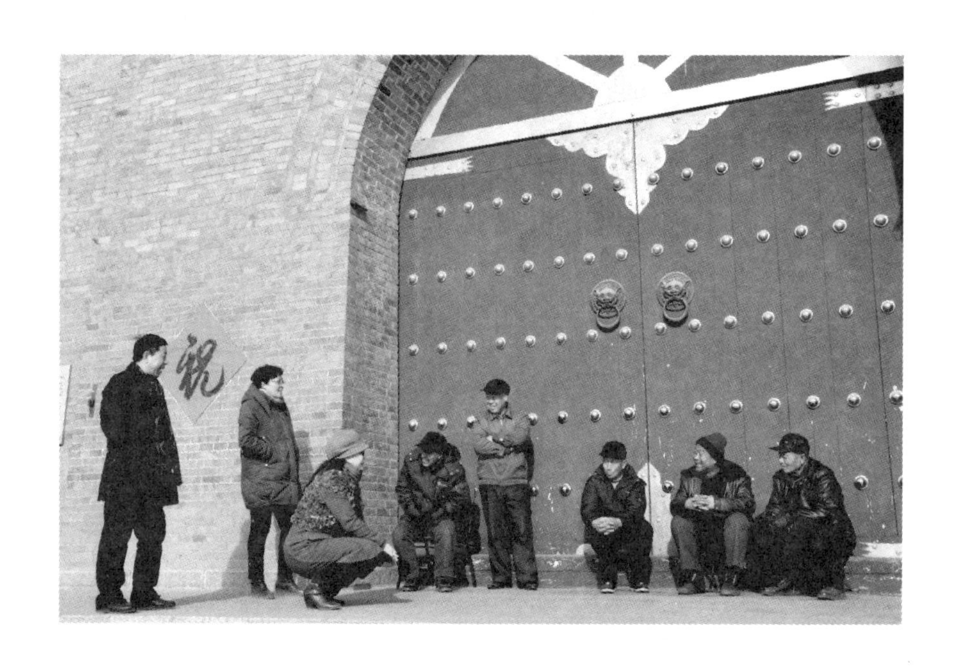

山西，傅公祠。几位老人悠闲地倚着门根儿晒太阳，田原与他们对话。五台山上有座碑铭，如此说：“性定人心自远，身闲乐事偏多”。老人们已经心远事闲。女人们何尝不需要这般心境。正如逍遥散的意义：十个女人，九个欠逍遥。

04. 要好好看病，也要乖乖吃药

（哪难受敷哪儿，简单却有大智慧的“香料盐”）

田：关于这个“炭”，女性朋友们能自己在家里做一做吗?

王氏女科：“炭”就是中药里常讲的“炮制”。中药炮制有很多讲究，我们自己就在家里做“炭炙”。

什么是“炭炙”，就是把药材用铁锅炒制成炭黑的样子。很多中药方子里面都出现了“炭”，可是药材并没有被炭化，这就要把握火候。那个炒炭的时候，你比如说炒得要是火大了，木头烧的时候，肯定是先变黑然后变成灰，黑了一过就成了灰，不能用了。养生的话，女孩子就要自己在厨房捣鼓，很有意思的。

田：我的一个编辑，一个年轻女孩，痛经很严重。月经的时候疼得脸色都白了，蹲在地上不能起来，后来就在第一本书编辑的时候，我安排妥当，她就是听了咱们的诊断，吃了咱们家开出的方子，藿香正气丸和生化汤。去年生了一个胖小子。

王氏女科能不能推荐一个经方或者食疗方，简单易行的？比方说我在超市买过一个“油菜籽包”①，德国进口的，小布袋里装满了油菜籽，很漂亮。上面说明写的颈椎疼，哪儿难受的时候，就把这个放在微波炉里加热个三、五分钟，敷一敷不舒服的地方，就缓解很多。

王氏女科：其实，不一定是油菜籽，盐也行、姜也行、砂仁也行。田老师，我给你三种简单的食材，海盐，或者中药里面的青盐，再有两样，就是花椒和小茴香，就这三样，你用吧，各50g，装到袋子里，炒热，哪儿疼敷哪儿。比如说胃胀难受的，都可以敷。

田：但是微波炉不好，一加热，分子彻底破坏，就成了垃圾，不叫药了。

王氏女科：这个我们浩在学校的时候就做过实验，半夏的提取液，用蒸馏水蒸馏过，再用微波炉加热以后，到分子仪一分析，结构已经发生变化了。所以最好还是用火炒，别用微波炉。微波炉绝对不能加热中药，这是第一个；第二个，我给你举个例子，我们用锅蒸出来的馒头，和用微波炉热出来的馒头，哪儿不一样？

田：微波炉里蒸出来的很干，口感也没那么好了。

王揩明夫人：这就是嘛。它和用锅加热的顺序不一样。用蒸的，是从外到里，微波炉加热是从心往外，对不对？这个专家做过鉴定的，微波炉绝对不能用！

我给您说说我们家煎药的方法，你们进我的药房，有“煎药须知”、“服药须知”。每个病人来了以后我就跟他说，一副药煎三次，第一次先泡一小时水，根据情况煎，有的需要25分钟，有的就只需要5分钟，还有的甚至告诉他说，泡了就能喝。

一般情况下，需要10～15分钟，这是第一次。一般人不懂，认为药的有效成分都在第一次里。错！

药，第一次只能煎出有效成分的30%，这个专家都做过鉴定。更多的在什么地方？都在第二次里边，能煎出50%；第三次，只有20%。三次加起来，是100%。

但是煎好的药，热一次，有效成分破坏一次，所以热药的时候，你就不要烧滚了，热了就行了。有的人不懂，他就说我三次煎在一起喝行不行？也行，但是你的药得热两次。

田：开了就挥发掉了？

王楷明夫人：对！而且我们这个吃药要在两餐中间用药，在不饥不饱当中用药，好比早上9点，下午4点。

它是很有道理的。早上9点、下午4点，这是最好的消化吸收时间，各消化各的。如果要是刚吃完饭服药，你是消化饭呢？还是消化药呢？要是空腹服药，你的胃会很不舒服。所以说这个用药，按准则地看病，按准则地煎药，按准则地服药，这个方法是很重要的，不能说是随便的。

再说为什么让病人熬三次？这是给病人省钱的一种方式。像大医院，一开六天的药，一天一副，熬两次，所有的医院都是这么做的。但是我们开四副药，吃六天，一副药是一天半，早一顿、晚一顿，第二天早上再一顿。又省钱，还又容易消化吸收。

田：煎煮中药，大家好像貌似都会，但是这样理解三次的煎法我也是第一次听到，而且真是为大家省钱，也为资源环保啊，值得推广！

王揩明夫人：一般人，我让他看那个须知，他说不用看，我会熬，我说可不一定，我对你要非常负责，一而再、再而三地强调，你要看懂，看不懂我给你讲。第一次（煎药），水要超过1寸，泡一个小时。

后来这个事重复说得太多回了，就干脆贴张纸，贴在药柜上，你们自己来看。有的人能理解，能看懂，有的人看不懂，我再说一下。

第二次煎那个药先不急着喝，和第三次的混在一起，再分成两次喝。第三次凉了，明天早上 9 点钟上下，放到锅里一蒸，热了喝了就行了。

我们的药不怕泡，就怕煎。不是我们的药而已，谁的药都是这样，但是他们不懂，没人给他们这样详细地讲。

田：你每次只能煎一副药，现在他们煎都 10 天的，放冰箱里边，用袋装着。

王揩明夫人：不对！那就好比熬稀饭一样，一会儿我给你们熬一锅新鲜稀饭，等到明天再喝，又什么味？这个就变了，根本就不是一回事。

还有熬药的方式和工具，为什么以前就是砂锅熬药？老祖宗留下的这些东西，不能随便改，有的人用陶瓷熬，有的人用钢锅熬，有的人用铝锅熬，那都乱来，必须用砂锅熬药。砂锅不破坏它的性质！

砂锅是泥制的，它吸收热量和释放热量的时间比较慢，开锅的时候不像钢锅，一开锅哗哗的那个热量就冒上来。那个砂锅一开的时候，你去观察，它老是在边上，先冒泡泡，慢慢地中间才开。然后你把火关了，它仍然还在冒泡，这就是砂锅的优势，散热慢，吸收热量也慢。

一般人用的，包括市场上卖的电煎药壶，也是搪瓷的，把药放到里面，插上电，咕咚咕咚半天，发现熬出来的药是稀汤汤，和砂锅熬的量和质量完全不一样。

再一个，这里边还有一个问题，这是根据我自己的经验，所有的果实类的药和大块的药，全部都应该捣碎。你这个药本来是很硬的药，有时候我熬完药以后，就要看看，有的药熬三、四次都不透。

田：那个干姜熬几次都不透。

王楷明夫人：对！我要熬干姜的时候，一定会先把它砸碎，一泡就透，你看我这个办法对不对？

田：比如说同样的方子，我在你这里吃的用姜熬的感冒药，和在北京煎药机煎出来，放到袋子里，服用这个方子，我的这种感觉和用砂锅熬药汤喝的感觉，就完全不一样。

非常感谢啊，说得这样精细，积极提倡这个煎药方法。虽然慢一些，但是符合人道天道，对于我们整体健康来说，虽慢尤快。

① 油菜籽包：一种以油菜种子填充的保暖包，微波炉加热后，可供保暖或热敷。

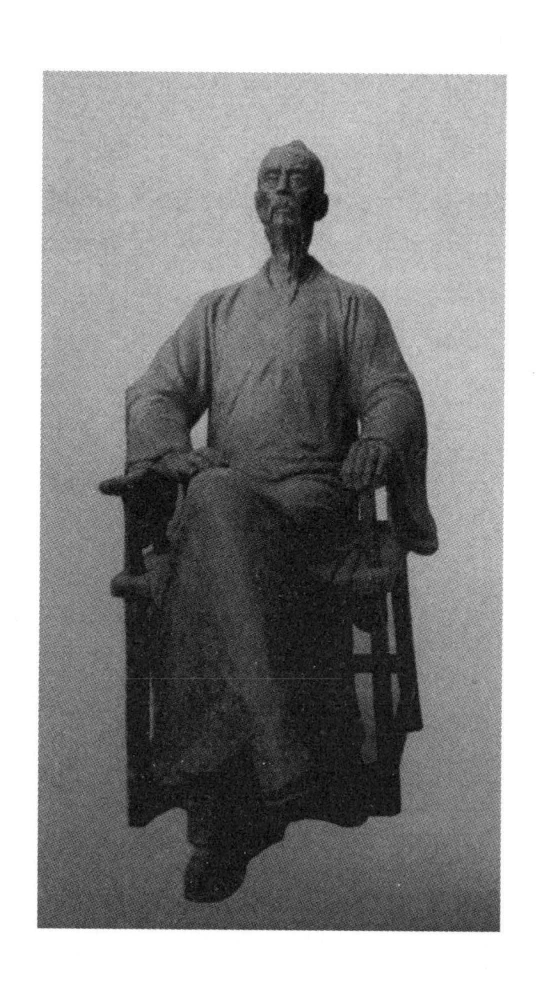

明末清初的女人专家，傅青主。为什么不说是治女人病的专家？读过《傅青主女科》便会知道，他眼里的女人，有点小脾气，喜欢藏秘密，天性好嫉妒，但绝对可爱并伟大。他为女人治病，是为了让天下女人，都找到自己的属性和本命，都能快乐逍遥。他爱女人，如同花农爱花。关于这个英俊又专情的男人，请阅读书后的“平生不识傅青主，纵做女人也枉然”。

每一次诊断，都是八百年的香火庇荫

对话第二十九代传人王浩

01. 重新继起王氏女科的八百年光华

田：王浩，你爸爸今天认真地夸奖了你，说你已经相当不错了，他能说这样的话，表示已经认可你的“功力”。

浩：不敢。在长辈面前千万，我不敢说这句话。我今天跟田老师毫不避讳的说，我爸在十几年前，在我上高中、上初中的时候，他最担心的问题，经常说，我这辈子一事无成。因为什么？我上初中和高中的时候，就叛逆、爱玩。

我真正的转变是2005年，大学毕业，上班第一年。当时，我扁桃体化脓，疼得连喝水都难。我去了我上班的那家医院，我们内科主任跟我说了句什么？——把扁桃体切了吧！

我坐上长途大巴，就回家了。这个路上难受得，我又烧，疼得我，话都不能说。一进门，我都没说话，我爸说，“哟？病了？”正说着话，左手就拿个药锅子，到药房了，拉开药柜子，记得特清楚，第一味药金银花。“疼得厉害？现在还烧吧？怕冷是吧？大便怎么样？两天没拉了。去，切三片姜、一根葱，熬去吧！”就这样，说一样抓一把，说一样抓一把。

头一碗，一杯水下去了，就感觉好像通了，下午又喝第二碗，开始能吃了，到了晚上就好了。我当时就心里嘀咕我们医院的大夫，“怎么回事儿，每天给我们还上课，好家伙，《内经》讲的长长短短……”

到2006年，我跟我现在的另一半交往，有一次她在办公室坐着，我们俩聊天，彻彻底底跟我谈了一次，“王浩，你放着这么好的、优秀的资源，为什么不学习？你要再不学习的话，我真有点瞧不起你了！”

田老师，这个女人太重要了。阴阳结合，阴平阳秘，阴阳平衡。你信不信人是一种缘份？阴阳是互相制约的，你就在冥冥之中，命当中，缘份当中，就会有这么一个人，他就能降服得了你。

我当时就觉得，我这堂堂五尺男儿，让一个女孩说得我……反正心里特别不是滋味，这是第一。第二点，当时我们家给我爸抓药的一个小姑娘，人家都大概能摸清楚，就是我爸每天碰到什么病，大概开一些什么药。

我当时就有一种触动，也许是一种自私，就在想，“她凭什么就能学到我们家的东西？我是我爸的儿子，我都不知道。”

有一天下午，我给我爸打个电话，我说，“爸，告诉我，最简单、最直接的方法，我要跟着你学。”我爸说，星期六回来一趟，就这一句话。回来了，交给我一个红色的笔记本，1972年写的，“王浩，把上面凡是我画红笔的地方，在今年春节之前，全部给我背会，我教你！”

田：背的什么？

浩：就是理论，常用的一些理论。

田：你上中药大学不也学了吗？

浩：是学了，我两个星期就背会了！

田：你学过了？

浩：我大部分都知道。为什么，田老师，我往这条路上转不难？因为我学这个东西，我原本就是这条路上走出来的，只不过没有走得更深而已。对吧？

然后，他把他小时候，他七八岁、八九岁的时候，抄下来的方子，那个时候的《汤头歌诀》，告诉我说，给你两个月的时间把这全背会。我放暑假回来，就全背会了。

田：也背会了？

浩：其实我上学的时候就已经背会60%了，剩下大概40%，不常用的这些方子，也得背会。您不知道，那几年，病人在问一个什么问题，他要开什么方子，一问你，你要不知道，一个烟灰缸就扔过来。

田老师，这个学中医你一定要悟，不悟不行。

田：你是怎么悟呢？

浩：他说一个病、一个现象的时候，你就要去想，要去寻思。我要是寻思不通了，就跑三叔那儿问，什么意思。三叔就开始给我讲，好啦，明白了。三叔说完了，"爸，昨天三叔说了不少，他说得对不对？"我爸就开始给我讲。他俩又说了些什么，我不想问，我再跑四叔那儿问去，给我讲讲，就这么几个回合下来……

田：悟到共性的东西了，通了。真是美的你，一下子有了几个师父亲传。

浩：万变不离其宗！

就这么，今天在这个师父这儿学两招，明天在那个师父那儿学两招，然后到了逢年过节，一堆师父聚在一起的时候，你一句我一句、你一句我一句……盛况空前。那个时候听了那些话，和你上5年的中医药大学，真是天差地别。你学了5年的中医药大学，也就是考试的那些东西，但是真正在真刀真枪干的时候，随随便便把这些人的一句话拿出来，就够你用一辈子了。真的，我说的是实话，一点都不夸张！

还有一个更重要的问题，我生就生在这个家庭里，从小就听着，大人往一块一坐，那个女的月经怎么了，这个女的白带怎么了，那个女的不生孩子怎么了。从小听，我都听烦了，走到我爸这儿是这套话，去了三叔家还是这套话，去了四叔那儿还是这套话。

田：他们几个在一起就像英雄会一样，讨论。

浩：就是。那个时候，爷爷奶奶刚去世不久，他们的姑姑、叔叔还经常走动、来往。因为他们的叔叔们，我的五爷、六爷、七爷都是大夫，那个时候还身强力壮，也想教给他们一些东西，我每天听的都是这个，天天。

我为什么说我没有一个幸福的童年？人家一到寒暑假，父母亲带着旅游，青岛、杭州。我说青岛杭州我就在电视上听过，真没去过。你知道我放暑假干吗？“人参味甘，大补元气，止咳生津，调荣养卫。黄芪性温，收汗固表，托疮生肌，气虚莫少”，天天在家就是这些。

天天背。不背是吧，你站这，我妈妈就在那坐着，旁边有个煽风，还有个点火的，我爸在这拿着棍子，我妈在那说“使劲打！”

那手打的，抓钢笔都抓不住，铅笔都抓不住，都肿的，就打成这样，这辈子都忘不了“黄芪性温，收汗固表，托疮生肌，气虚莫少”。

田：哎呀，听得我都手疼。你爸爸今天能夸奖你真是不容易。

浩：张嘴就来！考试的时候，老师跟我说，“王浩你给形容一下，人体的这个浮脉在手下一种什么感觉？”我说老师，“浮脉惟从肉上行，如循榆荚似毛轻。三秋得令知无恙，久病逢之却可惊。”我就把那个《濒湖脉学》[①]中的七言绝律，给他背完了。

“浮如木在水中浮，浮大中空乃是芤。拍拍而浮是洪脉，来时虽盛去悠悠。浮脉轻平似捻葱。虚来迟大豁然空。浮而柔细方为濡，散似杨花无定踪。”

“浮而有力为洪，浮而迟大为虚，虚甚为散，浮而无力为芤，浮而柔细为濡。”

老师就问我，“这基本功挺扎实。”我说在上初中之前就背完了，老师说，那我是干什么的？我说，我们家是平遥王氏妇科，“过了，孩子，走吧，出去吧！”

田：其实现在想一想也挺骄傲的，这份职业多光荣！

实际上，我们说一句，除了跟爸爸这么多年，在这个环境当中，你要是把基础做牢一点，用点心。女科病不就这点事吗？就你爸那天跟我说，经带胎产，可不可以这样讲？

浩：但就是这么点事，很多人他一辈子都说不明白！

田：天下无难事，人生不论大小事，唯有用心。王浩，真的为你骄傲，为你爸爸叔叔们骄傲，为咱们老祖宗的中医药骄傲！

道虎璧祖傳婦科
王家业医始于金元，
擅专妇科则在明、清，而
临证应用《傅青主女科》至
今已历十代矣。五、六十年代曾誉满三晋的裕普公老先生。治
疗妇科五十余载，遐迩闻名，人称“妇科神手”。
王裕普（公元一八九八——一九七二）字子庆，平遥县道虎璧人。中年以后，致力医学，传徒授艺，对药物，脉象，伤寒，杂病，妇，儿均有丰富学术见解，因而妇女之病犹为独特，妇女深居闺房，则情不畅。妇女见地拘局，则识不开。妇女以身事人，则性多躁。妇人以色悦人，则心偏妒。稍有不遂，即为忧思。忧思之至，激为怒怒。不知忧则气结，思则气郁。怒则气沮，怒则气上。
气行。故气逆而血亦逆。血气相争。百病皆生。这正是妇
的起因，也是王氏治病的根源。

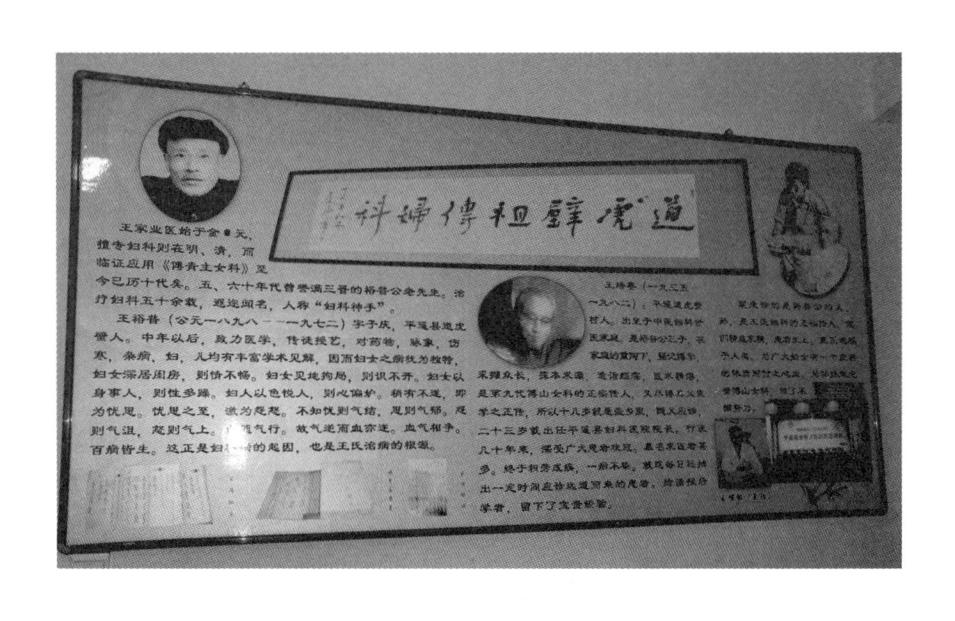

中医香火八百年，这是怎样一份厚重的“家传承”。在我们看来，除了传承医术，王氏女科对于我们的民族来说，更是一个活的样本，让我们看到中国人的“祖宗信仰”是如何对后代人格、品德产生影响。

02. 中医之路如同修行，关键在一个“悟”字

浩：我说一个优秀的中医，你要成为一个名家，第一个你要有扎实的基本功，第二个你一定得有个好师父，点透你这一项。第三个，你自己得操这个心！

田：我一直在想，就中医这个行业，跟其他的行业不一样。为什么？真正做一个好中医，就要非常非常辛苦，非常非常勤奋。

浩：就有人研究了一辈子，最后死在了自己的处方上。

田：死在了自己最擅长看的病上。

浩：所以说我现在越想，我爷爷在临去世的时候，给我取的名字，我本名叫王必兴。必须的“必”，必须兴起来，看来是有道理的；王大兴、王必兴、王嘉兴，王高兴，我们兄弟四个。田老师，我再跟您说一句，我们，我、我爸、我三叔、我四叔，我们到今天为止，用的一些好多的祖传的，就是家里留下来这些秘诀，都被我爷爷编成了口诀。

田：都编成口诀了？

浩：就是他编的。

田：那你爷爷其实也是个天才，太天才了！

浩：为什么只活到47岁？为什么人长得那么漂亮，为什么字写得那么漂亮？真好像人就不能太优秀了，太优秀了叫天妒英才、英年早逝。老天早早把你收上去，不能太优秀。都说刘德华帅，我爷爷那才叫浓眉大眼，天庭饱满，地阁方圆。

田：其实在天堂呢，在极乐世界呢，还在！

浩：讲迷信的话说，我们兄弟四个能走到今天，我爷爷在天之灵照着我们呢！你看看我们上一代，连一个大学生都没有。我爷爷死得这么早，家里穷的孩子们，真的恨不得一分钱掰两半花，你知道我爸我妈，在多少年前他们穷成什么样子？想起来现在都掉眼泪，你再看我们这一代，全是大学生、博士、研究生。

田：王浩，想爷爷吗？

浩：爷爷一直在天上照着我。我冥冥之中就觉得爷爷还活着，我就这种感觉，就有人在教我。为什么很多东西我能悟得到，我能想得通，我就感觉我爷爷的神明在感化我，不骗您，我一直就这么想。

我一直老跟他们别人说，我说我爷爷现在要活着，我们是什么样子？肯定兴旺得不得了。

爸爸他们太伟大了，没有一个不是名医的，我可以这么说。你说四叔是不是名医？我爸是不是名医？三叔是不是名医？所以说，我就冥冥之中感觉，我爷爷的神灵一直都在，照着我们。

田：你爸爸给我讲过这些，有的时候爷爷跟爸爸还有沟通，还有交流，爸爸和你讲过没有?

浩：生我儿子的时候，包括怀我儿子之前，我爸爸就跟我说过，没事，放心的生吧，大人没事，孩子没事，什么事都没有！

我两岁的时候爷爷就去世了。别人都体会过什么叫爷爷，我就没有体会过。我爸现在把那床底的箱子翻开，把我爷爷去世之前穿的一个羊皮袄摆在这，看着羊皮袄我都流眼泪，我见过我爷爷吗？没有！这就是一种情感。不是说我看着流眼泪，父亲看着都流眼泪。

田：爸爸给你讲爷爷的故事?

浩：讲了。

三叔前段时间，就在今年春节前，把爷爷在五几年的时候，写的一本他看病的议案和笔记给我拿出来，然后复印了四本，给我们弟兄四个一人一本。我就看我爷当时记的那个东西，包括他的记录："此女什么什么病，我分析是什么什么问题，我开一个什么方子"，底下就写着，"两剂初愈，三剂保愈"。就是两副大概好了，三副保证好。还有的是什么，一剂保愈。

他把《伤寒论》、《黄帝内经》还有就是他所看的著作，什么《达生编》，什么《竹林寺女科》、《外台秘要》，包括《女科密传》这些东西。田老师，您说多少个字，蝇头小楷，那字写的真的……抄一遍，看一遍，翻过书来，再默写一遍。这是什么功夫?

我曾经尝试过《黄帝内经》，但是背了一半就不往下背了。

但是还得背，完不了，这东西无止尽，真完不了。田老师我跟您说，我最期盼一种什么样的环境，我给您举一个例子，住在五台山，没人理我，我也不认识这里人，我抱三本书进去，待半个月我再出来。我一个病人也不看。

我想迫切地要求这么一种环境，想突然把这全部停下来。为什么蒲辅周[②]老先生看三年病，休息三个月，闭关，什么病都不看。看三个月书，再出来看病，看了三年，继续停三个月，回去继续看书，看完三个月书，再出来看病……

田：就是现在病人太多了。我看你的门诊量每天都不少，都要看到12点以后啊。

浩：累一点到没有什么，谁让我们热爱中医。我现在最发愁病人问我什么，尤其是从外地来的病人，“大夫，你看，我在这儿待多少天我就能好？”我说对不起，我不知道。

然后，还有的人是说怀孕了，“大夫，吃多少副药我能怀上孩子？”我说，你问的问题我真不好回答，不知道该怎么回答。

中医看病，绝对不敢搞出一种程序化的东西，什么第一步我们先开电源，第二步开主机，第三步我们开显示器，千万不能这样，什么事情都得溯本求源。

我三叔和我，过年的时候，我们俩在家，就面对面坐着，别人打来电话就说，“听说你们家在太原有一个王浩？”我三叔说，“对对对，你就去找他！”

田：大过年就来找王氏女科了！

浩：过了一会儿，这个人，就同样的一个人，人家不知道怎么知道我的手机号，又给我打过来电话。他们就问我，“听说你们家介休有王楷明和王阳，平遥有王华对吧？”我说对，然后他就问我说，“你们平遥这个王华，每天星期几出诊，在哪看病？”我正准备说，我三叔悄悄告诉我说，“就说我去台湾了！”我就问三叔说你去过台湾没？“没有，咱们可以想象一下咱们去台湾了。”

田：三叔有意思。看不过来了，病人多？

浩：不是，三叔主要是，他这个人看病，他喜欢就是从根上看。他诊一个脉，开出来一张处方，包括我跟王高兴（王浩三弟）坐在旁边，看他看这个病，光一个人，他要看 40 分钟，我们俩再看个 20 分钟、半个小时。那病人高兴坏了，好家伙，他一个人给他看一个多小时，然后最终一共写出来六味药。走了。

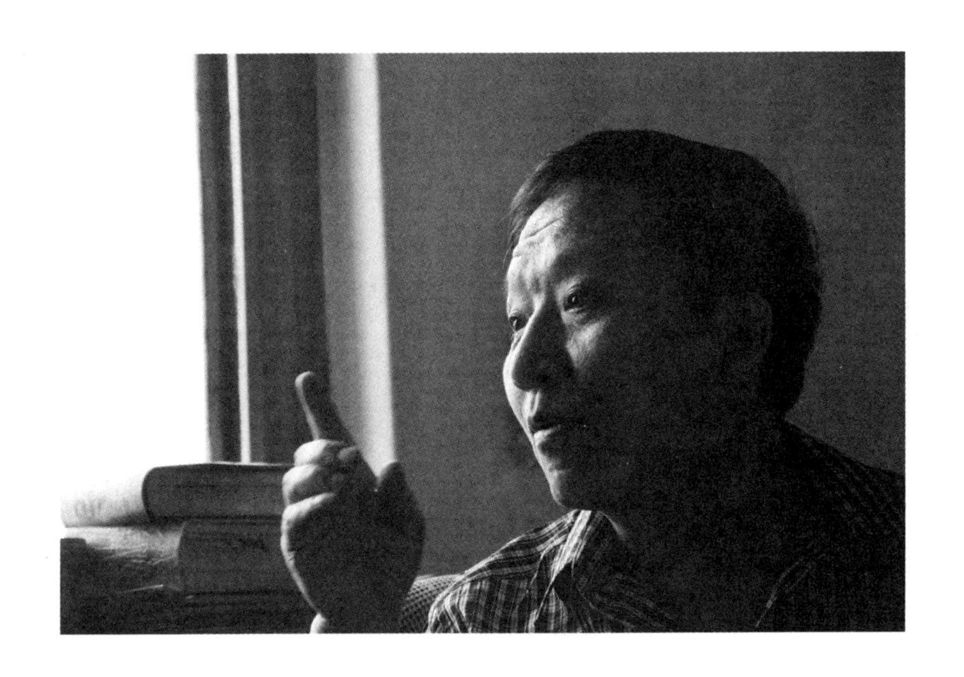

王家几个兄弟性格都不同。大哥是霸气的，对女娃娃们不爱护自己的身体焦虑着，所以，殷殷叮嘱；三哥对现下的女人问题是忧郁的，出诊的时候，常常跟着女人一起流泪，陪她们心痛。夜里浅眠，满脑子都是“现在的女孩儿们可咋办”。而我们，一再被他所感动。

03. 每搭上一个脉，都是一份关爱

田：有没有自己不开心的时候?

浩：咋会没有！但是，无论怎样，病还是一定要看的。我自己单独这样出门诊，有的时候我坐在那看病的时候，我真的能体会到，他们上一辈人原来，包括甚至我爷爷那一辈人，怎么样去看这个病。

我现在特别理解我爸爸，我现在突然意识到一个，就是当他在心情不高兴的时候、郁闷的时候，他还得坐在那个地方，认认真真地看病人。他本身心里也不高兴，然后他还要去开导那些不高兴的人。这是一种什么样的状态?

而且我爸爸这个人，用我妈的话去评价他，“所有的病人，你有来言，我有去语，你只要问，我就回答。”

现在，医院里那些个“专家”，一上午看八九十个，成百个人，一搭脉，病人刚想说大夫我这……他就说“不要说话，走吧！”一吃药3个月。这叫看病吗?

田：我记着，上次我来，你爸和你三叔俩人给我把脉，两人开会，

左右、前后掂量，我开始以为就特别只掂量我呢，原来他们对任何人都得这么掂量。

浩：他不是说掂量你。在这个家里，经常碰到什么事，你看看，尤其是每年春节和清明的时候，这是最热闹的时候，正好要来一个病人，一家七八个、五六个大夫都在。会诊！

然后，我三叔，“王浩，你先上！”你看这点，在家里就能找到这种氛围，什么呢？第一不怕丢人，第二即便你错了，你再马上还能学到正确的东西。

我觉得我能走到今天，走得这么顺，我认为一点，就是我的师傅很多。爸爸、三叔、四叔、二叔，甚至六爷、七爷，包括太原的大爷都能教、都能说。这个时候，当你把他们的一些优点结合起来，全揉到你一个人的身上的时候，你就成了个集合品了。

为什么说别人都叫医家，我们家叫医匠？只会干活！原来我就跟我爸说过，爸你看人家同仁堂，现在做的全球企业。我认为我们家，到我儿子整30代了，一点都不夸张。这个也不是我们家在吹，这个是平遥县县志给记载的。

田老师，您知道我是怎么想的？我跟您说句良心话，王家能传到30代，就是因为王家没有发财，王家要发了财在哪一代，传不到30代！

田：你思考的这个问题有道理。所以古人讲富不过三代。的确，如果医生把看病当成了谋财的工具，真是会赚很多钱。那么，你的方向是什么？

浩：我现在的目标，我把我这一代，我的事、我该做的，我做好。

第二个，我把儿子培养好，把他彻彻底底的就是，我认为这个中医该怎么样延续下去，该怎么样去教他，从根上去，让他根正苗红。

比如说从小，《医学三字经》[③]你给爸爸背下来，对吧？《药性歌括四百味》[④]你给我慢慢地背起来，让他妈妈教。其他的我们不勉强，什么儿歌，记也没用，我们就学这个，把这些东西该教的也教会了。

等到他上小学、初中、高中的，到寒暑假的时候，我们中医学院不是有培训班吗？我把他扔到那去，让他提早就感受中医药大学的文化去，让他去学，让他去听、去感受。然后时不时的，我看病的时候，让他站在旁边，他听；听就可以了，不需要插嘴。没事了，回去看爷爷的出门诊，将来上大学就选择三家，上海中医药、北京中医药、广州中医药，就这三家，考上哪家都行，给我好好的去那个里面读五年大学，行了，就回来，可以了。研究生不需要，回来把我们家这点东西研究透了，就够用了，就这！你说我这个理想是不是有点太狭隘了？

田：挺好。好像比你爸爸温柔了一些。

浩：我爸爸他们那代人真是严酷。那前几年的时候，我们几个坐在旁边，不管有人没人，根本不给我们留情面，什么难听骂什么！我都上大二了，还在家挨皮揍，大二了都！就因为写一个“焦栀子”，那个栀子的栀写错了，写得歪了。我爸一个烟灰缸就砸过来了，就这种家庭环境长大的。

田：你对爸爸特别孝顺！

浩：我们家所有的孩子对父母都孝顺！那不爹嘛，爹就一个嘛！

田：今天的谈话就这样了，我还是要代表天下女人谢谢你们，并感念你们的坚守与传承！我们《子宫3》再见。

① 濒湖脉学：《濒湖脉学》是明代大医家李时珍撷取《内经》、《脉经》（晋·王叔和）等诸书诸家之长，并在《脉经》二十四脉的基础上，结合自己的经验，又增述了三种脉，使中医脉象增至二十七种脉象，并以朗朗上口、易于记诵的七言诗句，对每一种脉象做了形象的描述，撰写而成。《濒湖脉学》虽篇幅不多，但在中医脉学发展史上却有重要地位，为学习脉学的必读之作。

② 蒲辅周：原名蒲启宇（1888～1975），出身于四川中医世家，十八岁开始行医，尤精于内、妇、儿科，一生勤于临床，著述较少，为临床大医家。行医生涯七十年，数次在传染病大流行期（1940年梓橦霍乱、1945年成都麻疹），辨证论治，独辟蹊径，救治了大量危重病人。

③ 医学三字经：《医学三字经》为清代着名医家陈修园（念祖）所著。全书共四卷：卷一、二记述医学源流及内科、妇科、儿科常见病的症状、诊断和治疗；卷三、四则记述临床常用诸方，分析其疗效、方剂配伍。主文采用歌诀体载，每句三字，易读易通，内容亦十分广博，此外并附录脏腑图说及四诊运用，是医学入门读物中流传最广、影响最大的一种。

④ 药性歌括四百味：为明代医家龚廷贤所著，全书以四言押韵的形式，介绍了四百味常用中药的性味、功能、主治。内容简明扼要，押韵和谐，读之朗朗上口，便于诵读记忆，是学习中药的启蒙读物。

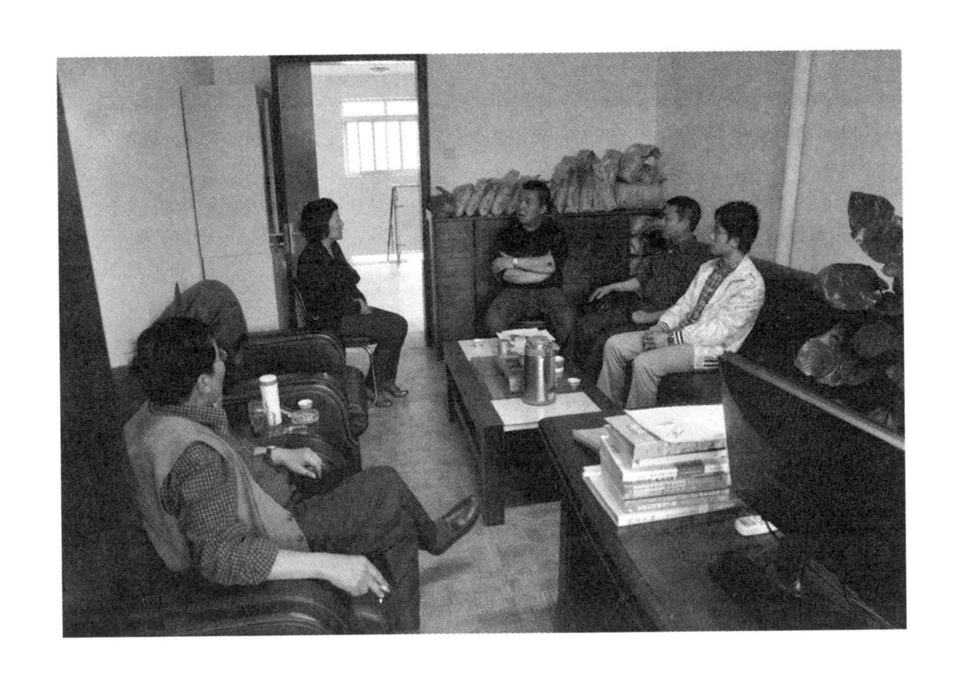

一次，大哥和三哥都带着自家的孩子到出版社坐客。三哥的儿子（右一）是北京中医药大学的硕士研究生，长相、性格都像父亲。其他两兄弟的儿女们，也都学医。王氏妇科的未来会走向何方，都是他们这代人的事儿了。

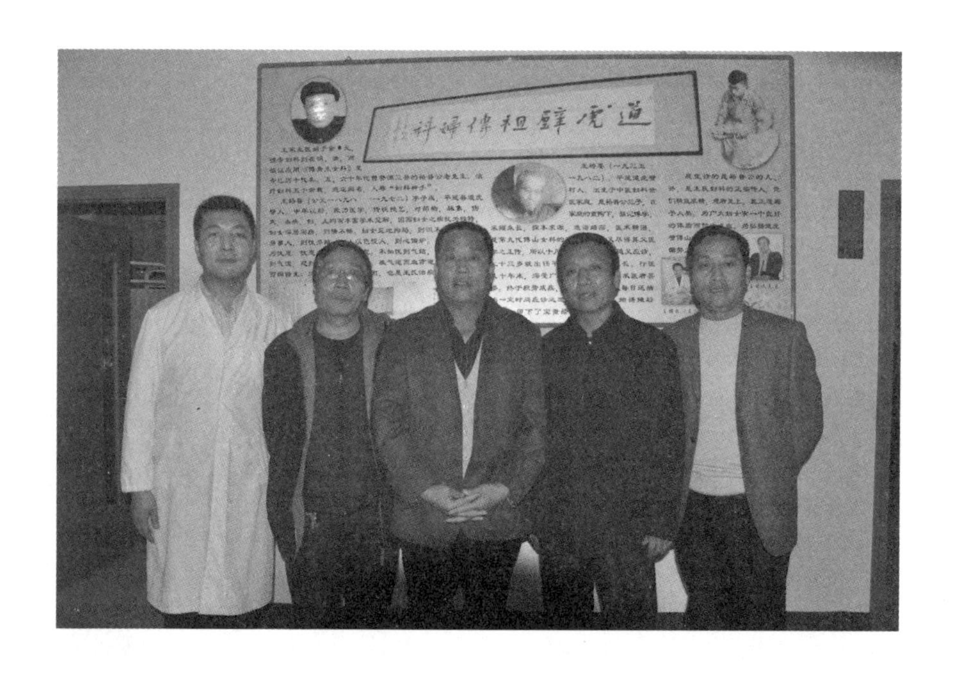

王氏妇科这一脉的传人。左起：王浩、王楷明、王楷亮、王华、王阳

附·闺蜜分享

01. 八百年女科子宫秘语 123 条

1. 现在最大的问题，不是这个社会不关心女人，而是女人根本不知道关心自己！因为不懂“女人”这个生命是什么样的，关爱有时候成了伤害。与男性不同的是，现实社会显然忽略了女人属“阴”这个关键词。

2. 不管是女人自身还是妇科大夫，最重要的一件事，就是要将女人看作是“女”人，突出一个“女”字。

3. 女人病了，在临床上，从古到今基本上是四个方面，“经带胎产”，这是女人一辈子的问题，几乎都出现在子宫上。

4. 判断女人的健康，子宫好不好就是终极指标。说白了，子宫好，女人才好。为什么把子宫说得那么重要呢？这就和前面说到的女人本质有关。女人，大自然、或者说造物主为她设置的根本使命是生育，从这个角度来看女人，她很简单，就是一个以子宫为内核的生命体。

5. 子宫就像一个重兵把守的秘密基地，藏在女人的身体深处，接受着身体供奉的精华，用“经带胎产”的语言传达出相应的信息。

6. 女孩子好看不好看，和子宫“遥相呼应”，子宫不健康的女人就没有如花的容颜，无论怎样化妆，都没有自然的美丽。

7. 在我们国家，30 岁以上的女性，每年有四分之一的人患上子宫疾病，每年有超过 100 万个子宫被切除。

8. 那么子宫的能量来源于哪里？七个字：冲、任、督、带、先后天。

9. 女人所有的美丽都深藏在子宫里。而子宫对女人来说，既是福地，又是祸地。生命在这里孕育、诞生，同时，祸患也从此衍生。

10. 大多数时候，这样的女孩子也知道自己性格不好，小心眼，爱攀比，爱无理取闹，生过气后又懊悔，却总是控制不了自己，改变不了天性。怎么办呢？身体有一个通往“情志世界”的入口——肝。

11. 女孩子，我们给你一个常规的办法，平时感觉到状态不好了都可以喝点逍遥散，或者加味逍遥散，当然，这里说的不包括没有发育的女孩子。不管是妇科疾病的问题，还是长斑的问题，通比补要来得重要。

12. 逍遥散不仅防治很多女人病，也是美容的法宝。

13. 现代人对于子宫的认识，大多停留在物质层面，导致今天很多女孩子，在面对子宫疾病或其他妇科疾病时，第一反应就是缴械投降，要么消炎，要么割掉。

14. 女人的健康在子宫，子宫的健康与否，就在于它能不能形成一个稳定的周期，并严格按照这个周期来变化，这个变化，就是“变动”而“化生”。

15. 排卵是女人身体的一个盛典，全身心资源都来投入其中，男女的情感在这个时期比较浓烈，卵子排出后，全身的温度快速提高，营造出一个气血活泼的温室。

16. 其实，女人真的是用来“养”的！谁养？自己养自己。怎么养呢？现代生活中，女人像男人一样称雄称霸，就不是“养”自己，而是殚精竭虑，最后阴血干涸，“黄脸婆”，河东狮吼自然也就出现了。

17. 对女人来说，有脾胃才有未来，才有美丽，真是如此。然而，偏偏女人的脾格外娇弱，一些不经意的生活习惯都能伤到它。比如说，思虑伤脾，越爱操心的人，越容易犯脾胃上的毛病。

18. 养好脾胃，攸关女人的美丽，攸关女人一生的幸福。可是健康的脾胃是怎样的呢？

19. 任何耗伤阳气的行为，都伤脾，任何加大脾脏负担的行为，都伤阳。养脾，就是和这些不好的习惯反着干：该休息休息；注意保暖，避开冷饮，早晚一杯热水、一碗热粥，规律三餐。适当吃一些保和丸、附子理中丸、六君子丸等成药温补脾胃。

20. 德妇才能生得贵子。源头的源头，就在于子宫这个小宇宙。我们培养、守护好每一个子宫，就是强固一个民族的根基。子宫培养着生命的种子，女人则培养着一个民族的种子。这就是女人：厚德载物。

21. 月经的“月”字，意指它“一月一行”、“月月如期，经常不变”。又叫“月信”，在日子上是很讲“信守”的，可是，现在大部分女孩子的月经却常常失约，而女孩子大多不以为然。这便是女性病高发的一个重要线索。

22. 初潮期是女性一生当中最重要的环节之一，就像怀孕、分娩和绝经一样，都是一个体质转折的路标。

23. “感冒”其实就是微型的中风，谁敢小看中风啊？为什么这么强调风，因为风可以导致血脉不通，不通就会出现痰、瘀，一旦堵在要害的地方，是会要命的。

24. 子宫打个寒战开始收缩，经水，这些冲洗子宫的污血排不出来，残留在子宫里，上边一连串的输卵管、卵巢、乳房、冲脉、任脉都会被堵上。所以说感冒和女性的妇科病有很大关系！

25. 其实女人这个病吧，不管虚实，都包括着一个“寒”字。夏天是低腰裤，露肚脐，冬天穿单裤，棉毛裤很少有穿的，加上喝冷饮，积的寒就大了，子宫的发育得不到稳定的阳气支持，成熟不起来，节律就失调，脾不能顺利生血，经量也就忽大忽小。

26. 痛经的直接原因，一个是不通，一个是不荣。中医的原话是：不通则痛，不荣则痛。健康的身体不会无缘无故出现疼痛，有痛，说明有“不通”，或者“不荣”。不通和不荣很容易分出来，不通的痛是“硬痛”，不荣的痛是“软痛”。

27. 带下，西医叫“白带”，但在中医里，就叫“带下”。“带”是指“带脉”，带脉是人体里边惟一的一条环形经脉，就在我们系腰带的位置，环绕身体前后一圈，前面沟通任脉，后面沟通督脉。

28. 带脉呀，可不是光摆出一个腰带样子的，它就是我们的天然腰带，足三阳经和足三阴经这些上下直行的经脉都要靠它来约束，腰身才结实。肚子不膨大，不长赘肉，内脏不下垂，少不了这条“腰带”的固摄。在女孩子来说，带脉的作用更多了两条：司带下、固护胎儿。

29. 中医认为，敲带脉能够缓解甚至治疗妇科疾病，也可以理解为对卵巢和子宫等生殖器官的一种保养。

30. 还有比生产更让女人身心交瘁的事，那就是怀上了孩子，却没有机会、没有能力顺利生下。保胎—流产、举子—不举，自古以来都是女人所要面临的一个困难抉择。

31. 子宫，在现代医学的眼中，它就是一个器官而已，可以几次地做手术，任意践踏。但这个子宫在中医的眼里，它是生命的土壤，医者和患者本人都应该像农民守护土地一样地去保护子宫。

32. 反复的流产，大大增加了子宫内膜疾病的发病风险，继发功血和感染，甚至会导致不孕、习惯性流产、宫外孕、死产和子宫穿孔等后果。

33. 我们更应该深深地反思这个问题。为什么一去医院查出怀孕了就让她处理掉？随便处理，有多大的危害？人们不知道。

34. 子宫是一个有周期性变化的小宇宙，它的内膜每个周期都会增厚、脱落、再增厚，那些小“伤口”，在经期容易“渗血”，然后“结痂”，日复一日，年复一年，瘀血没办法被身体吸收，就结成了肿块儿，肌瘤就出现了。所以我们说，无痛人流的发明弊大于利。

35. 孩子在母体中一天一天长大时，并不仅仅是一个附属在母体上的小人儿，他和母亲有着深深的交流，母亲的身体自然而然地形成了一个阳光充足、雨水充沛的夏季，养育孩子；药物的介入，像六月飞雪，把孩子打下去的同时，也打击了母体：内分泌功能急骤减退。这种隐性的打击是致命的。

36. 一个好子宫是女人最重要的财富，不要以为子宫的承受力是没有上限的。

37. 女人，也常常遇到长斑的问题。现在的资讯很发达，很多人已经知道了面部长斑是因为身体里有瘀血。但是，女孩是否也知道，很多斑点往往跟妇科疾病共同存在？

38. 结婚后的女人要注意调肝，这个调，不光是调节情绪，疏通交通，让她别老自己制造“肝经上的交通事故”，还得把问题的症结——肇事车辆处理好。

39. 肝藏血，肾藏精，两个脏腑之间有着很亲密的关系，它们相伴守在人体最下端，说句大白话，这俩的精血就是锅底那些好东西，头脑用的精气，都是从这里蒸腾上来的。肾阳之火，就是灶下这一把柴火。

40. 这女人啊，是上天赐下来的，经、带、胎、产，是老天爷给她的使命。你说这女人月经不好不行，带下不好不行，不怀孩子还是不行。

41. 这女人是生孩子越多，越没有毛病。子宫就是长孩子的地方，不长孩子就要长别的东西。有一个很有意思的现象，长了子宫肌瘤的人的脉象，跟怀孕初期人的脉象十分相似。

42. 怀胎时，所有气血都向子宫集合，尽管总会出现呕吐，或者浮肿、失眠的情况，但是这些表面的不舒服，总归只是一个小阶段，而怀胎十月，气血对子宫能量和营养的补充，却是千载难逢的机会。

43. 而且，大量的血液和精气的往来，对女人来说，最重要的是让任督二脉得到了通透和濡养。当然，还有产后那一两个月的悠闲假期——金月，不能不说，在生理和心理的层面，都给了女人一个静养的好机会。

44. 女人到中年，孩子越多，自己得病也越少，为什么呢？孩子们的事就够她想了，她就不想自己了，有一种精神上的寄托。

45. 越来越多的女性，在她那原本该长孩儿的地方，长了别的东西……不管他说得科学与否，还是值得现代人反思的。是不是走得太快了，太忙碌，反而离生命的本质越来越远？

46. 子宫肌瘤到底是怎样的一种东西？我觉得，用一棵树上结的果子来比喻，再贴切不过了。佛家说：种善因，得善果，种恶因，得恶果。身体就是这棵树，就是这个因，健康和疾病就是这棵树上结的果。

47. 一个人的身上，所有地方都可能长瘤子。女性最担心的子宫肌瘤、卵巢肌瘤、卵巢囊肿、乳腺增生、乳腺囊肿、乳房脂肪瘤和乳房纤维腺瘤，甚至各种脏器上长出的瘤子，其实，都是一根线上的蚂蚱，除了应急时要治标，最终还要从线上着手，否则一个蚂蚱、一个蚂蚱地去抓，是没完没了的。

48. 劝你做子宫摘除术的女医生会说，你还要你的子宫干什么？你已经有孩子了，它没有用了。在这种时候，女医生显示的是自己的权力。她只把子宫看成是一个没用的器官，而不是把它和你的整个人联系在一起。

49. 在美国，摘除女人的子宫，是医院里一桩庞大的产业。每年，妇女要为此花费出 80 亿美金。这还不算术后长期的激素类用药的费用。可以说，在药厂的利润里，浸着女性子宫的鲜血。

50. 所以，医生与药厂合谋，让我们的空气中弥漫着一种谎言，他们不停地说，子宫是没有用的，切除它，什么都不影响，你会比以前更好。面对着这样的谎言，做过这一手术的女性，难以有力量说出真相，总以为自己是一个特例。她们只有人云亦云地说：很好，更好。于是谎言在更大的范畴内播散。

51. 切除卵巢就是“阉割”。这个词很粗暴，但是直接到位，这对女性今后的生理和心理都有很大的影响。

52. 在中医来说，切除卵巢相当于把女性的“阴性”连根拔除，这是女人的根本属性。在这之后，身体的阴阳出现了根本上的大失调，阴衰阳亢，性情改变，等于是即时进入了更年期。

53. 子宫为双侧卵巢提供 50% ～ 70% 的供血，当子宫被切除，卵巢成了无水之木，必然会逐渐枯萎，人也就提前衰老了。

54. 其次，子宫不再有月经，脏腑的余血再也没有了排泄的途径，女人的肝经，被潜在性地从下部封住了，下边无路可走，气血，尤其是得不到每月释放和更新的浊气和浊血，就会往上涌，因为身体里只有这个方向了。

55. 子宫切除后，盆腔一下子空虚了，没了核心。冲任督带四脉在切除中也受到了损伤，很快地，带脉就会出现松弛，腰身宽了。

56. 紧张，就是对气血的一种瞎指使、内消耗，给秩序井然的气血大军添乱子，到处留下烂摊子，疾病就在这里埋伏了下来。

57. 紧张有外来的，有内生的，有意识地观察自己，用十几次的深呼吸把紧张呼出去，让眉头、肩颈松下来，慢慢就会感觉到一种结结实实的安然感，通体舒泰，时间久了，身体里的尾气就被释放了出来。

58. 至于湿热的问题，还要从口治理。少吃煎、炸、辣的食物，减少肉食的比例，清淡饮食。这样过一段时间，你一定会发现身体疏朗了，病也没了踪影。这才是你的灵丹妙药。

59. 生产，自古是女人必须要跨越的生死线，在一波强似一波的阵痛中，女人几乎倾尽自己的生命能量，才能为怀里的小生命打开尘世之门。可以说，没有一个产妇不是近乎虚脱的，然而，当“哇——”的一声啼哭响起，所有苦痛即刻被冲刷殆尽。产后的子宫，如同刚刚收获的土壤，疲惫不已，又心满意足。

60. 在春耕秋收之后，女人的胞宫，进入了冬藏期，天赐的生育力悄然恢复，为来年春天的“耕种”做着准备……

61. 然而，在剖腹产盛行的年代，女人无需再担心“难产”，怀不上孩子，孩子怀到四五十天就停育，已经成为了很多家庭的危机。

62. 这些年，我们在临床上观察到的孕妇，当属不孕、胎儿停育的女性居多，其中又以阳气不足为主要原因，数量剧增。也就是说，种子（受精卵），精子和卵子的问题，以及伴随出现的不孕不育现象，已经成为一个时代疑难问题了。

63. 一个“中国女人的‘土地’危机”问题，同样迫在眉睫。国家耕地面积在缩减，粮食生产越来越依赖于单位面积的高产，但是，很少人能看到人种的土地——子宫出了大问题！不只中国的子宫，不少国家都面临同样的危机。

64. 子宫是女人的机要之地，这里丧失了生育功能，一定是身体的内部机能受了损害，或者是先天有缺陷，是“凶兆”。古人看懂了这个信号：丧失生育力会中断家族的繁衍，中断，意味着这个家族的基因将在世上消失了。

65. 子宫就是女人这个小宇宙里的田地，田地怎样才能长养作物？我们的祖先是一样一样跟大自然学习的！任何一块土地，都需要太阳的热力和水的灌溉，这样一来，土地才有合适作物生长的温度和湿度。种田人都知道地温很关键，温度达不到，不能下苗种，否则，浇多少水、施多少肥都没有用，苗种不发芽，发了芽也不长株，长了也不开花，开了花也不结果，勉强结出的子实也不丰硕，留作种用也不够壮。

66. 这地下水和地热，在女人这个小宇宙里，就相当于肾阴和肾阳，只有当它们保持着相对稳定的平衡，子宫田地才是健康的，生育的大气候才是正常的。如果肾阳不足，就是地温不够，肾阴亏损，就是土质不肥沃，肾阴肾阳都不足，子宫这块土地的状况可想而知，种子种下去，其实是进入了“冷宫”。

67. 生命力稍强一些的胎儿，存活一段时间，长出了胎芽和胎心，但一进入生长肝肾——胎儿自己的能量罐这一关键时期，就会因为母体的能量供不上，受不了宫体的寒冷而停止发育、死亡了。

68. 子宫的周围有许多我们看不到的经脉，称为胞络，直接与肾脏相通，接收肾脏传给子宫的能量，所以说“肾主胞宫”啊。这些胞络形成一个小气场，在胎儿成长的时候，能够“托举”住他，给他以温暖和能量，让他在子宫里茁壮地成长、发育。这个小气场能不能成气候，够不够旺，都有赖于肾气这个能量罐，阳气是不是充盈，直接影响到胞宫这个胎儿巢穴的安全指数。

69. 人应该是两辈子，可以理解为前世和今生。我认为生命起始当从受精卵着床算起，在母亲肚子里的过程，是前世，出生之后才是今生。

70. 今生种种，看起来好像是无缘无故的，其实很多都是前世种下的因结出的果。

71. 人在生命起源的过程当中，生长的速度是很快的，很浓缩的，第 40 ～ 50 天至为关键，胎儿停育大都出现在这个阶段，为什么呢？就是孩子要开始生长自己的能量罐——肾精了，母体阳气不足，供不上！

72. 拿这些海洋生物的生存形态，来和胎儿相较，倒是很贴切的。海洋生物为什么要不断地迁移到温暖的地方？因为天生的智慧就告诉了它，只有温暖的地方才能更长久地存活下去。因为任何一种生命体，不管他处于什么样的生命形态，都有大自然赋予他的原动力。

73. 胎儿也是一样啊。那么在子宫的热量达不到胎儿要求，他又逃避不了寒冷“海域”的情况下，他唯一能做的就是停止发育，停止生命。

74. 万物都具有天生的亲阳性，所谓万物生长靠太阳。地球上的地下水系，如果没有来自于太阳和地球核心的热能，也就不存在水这种流动的形态了。人如果没有肾阳的温煦，血液也会凝固、静止，那也就没有生命了。

75. 而且越温暖的地方，物种相对就越丰富。这一点和同样能哺育生命的羊水就非常相似。海洋的温度主要来源于太阳的辐射，子宫的热量则主要来源于母体的肾阳之气。因此说阳气的强弱决定子宫免疫功能强弱，子宫温暖与否决定了胚胎的生长与否。

76. 想要富养女儿的妈妈们，是否曾经静下心来仔细想过，究竟要给她们以充裕的物质财富，还是自小就教会她们：生而为女儿家，她的身体、生命，原是上苍的恩赐和点化，是如此的美丽、尊贵，而唯有爱护、守护好自己的子宫，养护好那一口田地，女人才能真正成为完整的女人，女儿才能成为真正的“千金”。

77. 男人女人结了婚以后，生孩子是天经地义的事情，你不按照这个规律，违反它，就一定要出事。

78. 有的年轻人怕各方面条件不成熟，孩子不能要，处理了吧！一处理后果是什么？就出乱子了，紧接着问题就出来了。可是，他们不会考虑后果。

79. 第一要紧的事情，不是发展自己而是保护自己！如果你不把自己保护好，最后最大的损失就是你自己！

80. 只要是做过违反自然规律的避孕，就一定要学会自己保护自己，要有自我保护的意识。

81. 现在这些人，人工流产、药物流产这些问题，什么时候看她们不知道，甚至还觉得很正常，像喝酒、抽烟一样。

82. 经常生孩子的人，卵巢是工作的，它是个电瓶，要不用了就锈死了，要用的话就得充电。你要不用的话，它就休息了、退缩了！

83. 女人的卵巢也是一个小宇宙啊，她有自己的生命规律，也要吃喝拉撒，代谢循环……一个女人一生四百多个卵子要生长出来，代谢出去，你人为的操控她不成啊。这是逆天道的。

84. 既然是结婚了，就有夫妻的感情，难道是在夫妻的感情、情绪里面，使卵巢产生的变化？这又是什么变化？

85. “卵巢忧郁了”，这是一个非常及时的警钟！

86. 卵巢有抑郁症！女性的卵巢，七七四十九就应该衰吗？个体不一样！

87. 是不是卵巢忧郁症这个问题，没办法用确切的说法来表达。男人就是脑垂体的忧郁症。

88. 我是“督脉决定论”。从根源上讲这个督脉，因为她在坐胎怀孕的时候，胎儿首先长的脊柱，长的督脉。人的督脉就像挂果实，它挂心脏，挂肺脏，挂这些东西，在婴儿的先天，五脏六腑就全挂在这个督脉上。

89. 不光是女科的问题，其他疾病都是。现在的病，心血管、脑血管，几乎都在这儿。万物生长靠太阳，滋养着生命这棵树的主干，要是没有营养了，你就想一棵大树没有营养了，那树枝、叶子都是黄的，它不可能结果的。

90. 督脉的根源在哪儿？在我们的尾椎骨，就是长强穴。为什么叫“长强”穴？长短的长，强壮的强。现在女孩子低腰裤穿的，全在哪儿露的？就是长强了。我可以再给你说得远点，在会阴骨的交接处，任督二脉的交点。穿低腰裤，前面露的恰恰就是关元，后面露的恰恰就是长强。

91. 一直以来中西医都在探讨卵巢里面为什么有囊肿？我们的观点是四个字——温度，情绪。

92. 卵巢囊肿，说白了就是肾亏，也是温度问题。温度、情绪，这四个字范围很广，什么都可以包括，包括男人和女人的许多病态。卵巢在临床表现上，月经出现紊乱了，就代表卵巢出现问题了。

93. 我经常也跟别人说，看病啊，别随便画大饼，也别敷衍人家，我们实话实说，我没这个本事，我消不了所有的子宫肌瘤。

94. 四五十年代，你说那个时候有肌瘤么？也有。这个子宫肌瘤就跟我们感冒发烧一样，太常见了。子宫肌瘤这个问题啊，让我爸来看，他们觉得见怪不怪，可以说就像感冒发烧一样，好比感冒流个鼻涕，很正常。这个东西没有一定的概率或比例，主要还是区别于你的体质、你的饮食习惯、你的起居习惯，你的孕产史……

95. 这个肌瘤可以追溯到什么时候呢？可以追溯到刚来月经的小女孩，都可以有。甚至说，只要你家生下姑娘，从这个姑娘两三岁自己能吃饭开始，你就要开始注意了，你只要能盯得紧的话，她将来不会得什么病。

96. 为什么所有的孩子都这样，哄小孩就给他糖吃？所有人都喜欢吃甜的。为什么？生下来就吃妈妈的奶，乳汁甜不甜？所以就习惯了这种味觉。

97. 孩子大了之后，尤其女孩子更喜欢吃甜食，加上现在这个社会，吃的东西太多了，蛋糕、点心，各种糖果，各种油炸食品，炸鸡块、汉堡……什么都有。凡是这种甜的、油腻的、难消化的东西，最基本的，它都是能产生痰湿的东西。肿瘤是什么？痰包块嘛！

98. 比如说感冒了，或者说心里头不高兴了，还有就是劳累了、受凉了，觉得心窝这个地方不舒服，这个桂枝汤真的很好，四通八达，哪儿都去。

99. 山西省的朱进忠老先生号称“小柴胡先生”，用了一辈子小柴胡汤，所有的病都是小柴胡汤加减。效果也很好的。

100. 温习一遍，月经推后的颜色淡，艾附暖宫汤；颜色重，少腹逐瘀汤；提前且颜色淡，使用温经汤；颜色深的，必须有血块的，用的是血府逐瘀汤，她还会有胸憋、乳房疼。

101. 寒热虚实，病人自己给出的感觉是最重要的。好多病人看病的时候都会问：“大夫，中医每天讲的都是阴虚、阳虚，到底这什么叫阴虚，什么叫阳虚？”我们家有一句话：阳虚则外寒，阴虚生内热。就这两句话，解决了。“阳虚则外寒”，就是怕外来的寒，怕冷。“阴虚生内热”，说明这个热是从身体里面来的。

102. 就算你上再贵的环儿，那是个什么东西？那仍然是个异物！你的身体是原装的，这个是后面组装上去的，对不对呢？所以有很多女人就会出现“抵抗性”的反应，比如经血不止、疼痛等等。

103. 我们的子宫在 20 岁的时候可以这么收缩，就像把五个手指张开，能够很有力的收缩，到了 35 岁，这个收缩的力量就弱了。带环儿是什么？可以想象一下，就跟五个张开的手指被卡着一个塑料圈一样，收缩太艰难了，收不回来了。

104. 很多大医院的医生都把这上避孕环叫“温柔的刮宫术”。就好比隐形眼镜，对你的视网膜是不是始终是一个摩擦？

105. 年龄大了，机能自然衰退了，不好好收缩了，再加上边上一个环老了，弹性疲乏了，不动了，这个时候该脱落的东西不往下脱落，就开始乱长，个别人也许等到内膜异位了以后，长了瘤子，长了囊肿，长了这个、长了那个。

106. 我们身体的阴阳平衡，机能正常才是抵御各种疾病的力量。

107. 后来她悄悄告诉我，过去交过四、五个男朋友，流产过八次，子宫已经千疮百孔了。现在已经结婚了，怀不上孩子。她出现什么问题呢？白带发黄，有些时候里面带血丝，腰困，肚子疼，有异味，外阴瘙痒。残酷一点来说，根本就不是一个新婚女性该有的问题，可她全有了。

108. 什么样的地方可以叫做“宫”，很精美、很华贵的地方叫做“宫”。一个人除了肝、心、脾、肺、肾，另一个只有女人才有的，最重要的地方，就是子宫。她多么娇贵啊，怎么能够经得住又冷冻、又激光刀，还什么凝固刀，受得了吗？请问从外来的这种手段下去的力度，和你体内能感觉到和承受的力度，两个能成正比吗？

109. 当一个女人出现了宫颈糜烂，所有的声音都在告诉她要治病，到了医院，就是药物、冷冻、激光的选择。

110. 要让女人知道，很多女人都会有过程度不同的宫颈糜烂，在中医来说，是身体部位的一点问题。不应该羞耻。当然，放荡的人可能就另当别论了。

111. 什么情况下，什么人容易出现宫颈糜烂？多次孕产的女人，性生活放纵的女人，喜欢辛辣的，就是喝白酒、吃辣椒的这种女人，脾气不好的女人，比较更容易出现这种问题。再加上不懂得节制的性生活，长时间的，甚至十几年的压力、郁闷，她能不出这些问题吗？所以说，凡事都要依循规律，有个标准、有个度。过了度了，就一定有事。

112. 宫颈溃疡，除了一个是外部的环境出现问题，最主要的还是身体内部机能失调。一个不恰当的比喻，口腔溃疡了，你去手术烧焦了吗？说起来，其实它也是个报警器，当你的宫颈溃疡了，已经说明你的身体内环境不环保了。一个湿热，一个湿寒，调整就可以了。

113. “宫颈糜烂还算个病啊？”宫颈糜烂，它有些时候也只是个报警的问题，也有些人的病并不是单纯宫颈糜烂引起的，她得的是其他的病，但是其他的病又导致了她的宫颈糜烂。总之，和我们的扁桃体发炎一样，你不能一切了之。她就是报警嘛！

114. 我还说一个字，“乱”！感同身受的，就这个字，把好多毛病都概括了，社会风气不好。过去哪有刮胎儿的？乱的把医生都搞乱了，乱七八糟。对于医生，过去是有条文、指标的，是血虚？是气虚？是湿热？瘀滞？现在真好，终于把我们医生也搞乱了。

115. 本来能生的，就是乱的不能生了，只能是乱了，就只好给他治乱了的病，所以我看病看的就发火了。我们医生只能做到这儿，做其他的只能靠你们了。

116. 城市里信息太发达，所以病人一来，就好像懂点什么东西；其实说句实话，在我们医生看病的角度来看，还不如什么都不懂。

117. 现在的女士们还有一个什么问题，就是说大家都已经把自己的身体格式化和程序化了，就是多半只注重检查的数据，而根本不关注本身自己的功能。

118. 形象的说，同房的时候，就像一个阴阳较量的过程。

同房后，千万记住，一定要喝热水，冒气的热水，迅速可以恢复阳气。

在老祖宗那里，同房是有讲究的，不是说兴致来了想干什么就干什么，规矩多着呢！

119. 第一点，经期同房是绝对不允许的。这个也是造成子宫外孕和子宫内膜异位症的首要元凶。第二点，按古代医书、养生书的论点，你想着同房的时候算算日子是初几，初一、十五肯定是不行。

还有一个，男女同房过程中，男人快到高潮的时候，在出现射精的过程当中，就是从阴道拔出阴茎的这个过程，怎么拿出来？这是一个养生问题。如果说他在还硬挺的过程当中拿出来，和已经射完精之后拿出来，是完全不一样的。硬挺的时候拿出来，对男人阳气损伤比较小，如果是疲软的状态下拿出来，对男人的阳气损伤是很重的。

120. 还有就是晚上五点到七点的这个时间，别同房。五点到七点，都在路上堵着车呢！这个时辰，正是身体走肾经、养肾精的时候，不要做！

121. 现在很多女士，已经把这个事不当一回事了。她是可以不当事，她认为是无痛人流，很舒服就完了。她可以不当一回事，但她对她的家族，对她的未来，乃至对她将来的人生健康，都是一个转折点和分水岭啊。

122. 你去看街上走的女人，凡是脸上长斑的，十之八九都有月经问题。

123. 但是我说的这一点，只是局限于单纯的月经不调。过了 40 岁以上，你问她“你带了‘环儿’了是不是？”这个环儿，对某些人来说是个很要命的东西。

02. 平生不识傅青主　纵做女人也枉然

傅青主（公元1607～公元1684年）本名傅山，字青竹，后改字青主，阳曲(今山西省太原市尖草坪区向阳镇西村)人，清初著名学者，哲学、医学、儒学、佛学、诗歌、书法、绘画、金石、武术、考据等无所不通。世人评之：字不如其诗，诗不如其画，画不如其医，医不如其人。

他与顾炎武、黄宗羲、王夫之、李颙、颜元一起被梁启超称为“清初六大师”。康熙帝曾授予他中书舍人的官职，被其推脱，并终生拒绝与清朝合作，终老林泉。文哲武学皆有专著，医学方面更著有《傅青主女科》、《傅青主男科》等传世之作，被时人称为“医圣”。其中，《傅青主女科》中的方剂大多由他原创，迄今其理论和方剂仍被广泛应用于妇科医疗领域，可谓为人不识傅青主，纵是中医也枉然。

无论是哪个年代，作为女人，你应该识得傅青主！作为女人，你可识得傅青主？

他是一个男人，也是一个生于300多年前的女科大夫。年仅26岁的他，在爱妻过世后终生未娶，与独子相依为命，并在明朝消亡之后，入观为道。

爱妻的离世，让傅青主一生不能释怀。不知道什么时候起，这个文韬武略、琴棋书画无有不通的英俊少年，习得了医术，尤其精于医治生病的女人。他还将毕生的经验写成《傅青主女科》留传后世，书中记载了包括白带病、出血病、月经病、不孕和妊娠病等女性疾病的病因、症状及治疗方法，几乎囊括了现在女性的所有常见病，成为经典之著，中医大夫们的必读之书。书中还记载了众多方剂，至今仍然被应用于妇科病的临床治疗，疗效显验，甚至能够解决现代医学尚无办法的妇科难题。

时间走过300多年，他的身影一度出现在徐克导演的《七剑下天山》中，尽管也是个侠义肝胆的汉子，却少他骨子里的那份“苦于情重”。也许，正是他把对妻子的病情绝爱，揉进了医术与方药之中，才使得傅氏女科经久不衰。

他以一个男人的身份，通过中医、中药这样的形式，通过他的《傅青主女科》，永生永世地拯救因于疾病而隐入囹圄的中国女人。

说起王氏女科与傅青主的缘份，很难追溯具体时间。

王氏女科起源于宋朝，到了清朝王士能，已经是第八代传人。在结识傅青主以前，王士能在治疗女人病方面已经很有名声，最著名的典故，要数明朝晋王妃怀孕的时候，头昏、呕吐、乳房疼痛，不能进食，许多医生不敢入药，怕伤了将来的小王爷。王府的佣人们，辗转请来了当时在民间小有名声的王士能，用三剂汤药医好了王妃的不适。晋王为了答谢他，允许当时王氏定居的陡道沟从此不交赋税，后将陡道沟改名为“免交沟”，百姓为了感激王氏，称他为“大明良医”。直到清朝末年，人们才取了谐音，改成了今天的“麦荞沟”。

再后来，王士能与傅青主相识了。大概是医治女人病的大夫，内心里都多了几许情重，俩人一见如故，时常把盏切磋医技。渐渐地，王氏在临床医病的时候，大量借鉴傅氏的论点和方剂，并在将王氏医术和药方传与后代的同时，也用口传的方式，将傅氏之法、之方药一代代传承了下来，王氏后代拜傅青主为师祖，世代供奉他的塑像，被世人认定是傅氏女科正统传人。

王氏女科家族变迁：

王氏家谱、碑文记载：我族王姓，本商朝比干丞相之后，世居太原琅雅二郡。唐宋以来，“避乱迭迁，族繁难以备考”。始祖王厚，原是宋朝名医，迁居山西平遥东泉镇，为泉乐里三甲中人，王氏女科，自此医道家传不断——

始祖王厚：宋朝医家，始创王氏女科。

第四代传人王时亨：宋朝进士，也是颇有名望的中医女科医生。

第八代传人王士能：因给晋王妃医疾有功，晋王勒赐“龙衣”，并封王氏女科为“历代良医”，并将其家乡住地陡道沟改为免交沟（即免征当地一切地税钱粮）。

第十二代传人王伯辉：明代皇帝赞其“世承先代医人”。

第二十代传人王笃生：为王氏女科的重要继承人之一，后传：“吾祖王笃生，女科一医精，至今二十世，后世遵道行。”

第二十六代传人王裕普：山西四大名医之一，自幼残疾，人称“妇科神手”，曾任三届政协委员。新中国成立之前，其精湛技术已誉满三晋，因响应政府号召，1952 年结束了个人行医活动，参加了“道虎壁联合诊疗所”医疗工作。1958 年成立了以道虎壁王氏妇科族人为主的“平遥县中医妇科医院”，是院中的骨干医生。1960 年妇科医院与县人民医院合并后，他是医院中医妇科惟一的主治医生。

第二十七代传人王培尧：王裕普第三个儿子，自幼天资聪慧，幼承庭训，勤学钻研，十五岁起（1951 年）开始治病救人。1958 年，在山西省平遥县政府街创办了山西省首家中医女科医院，即山西省平遥县道虎壁中医女科医院，誉满三晋大地。

第二十八代传人其中一个支脉，王楷明、王楷亮、王华、王阳即是王培尧之子。

现该支脉第二十九代传人：王大兴，昆明医科大学附属医院医生。

王浩，任职山西中医学院，山西省中西医结合医院医生。

王嘉兴，复旦大学附属上海医院博士研究生。

王高兴，北京中医药大学研究生在读。

03. 学院女生健康问卷

此调查分为生活起居、身体指数和心情指数三部分，我们希望通过调查了解当代院校女生的生活方式和健康状况，以便有针对性地对大家的健康状况提出建议。调查为匿名方式，我们期望得到您最真实的回答，希望大家一起来关注自身的健康，收获阳光生活！

年龄：__________　　年级：__________　　专业：__________

生活起居

1. 你早上一般几点起床？

   A. 七点左右　B. 八点左右　C. 九点左右　D. 十点以后

2. 你晚上一般几点睡觉？

   A. 十点左右　　B. 十一点左右

   C. 十二点左右　D. 一点以后

3. 你中午休息吗？

A. 只有夏天休息　　B. 不一定

C. 每天都休息　　D. 从不休息

4. 你每天大约睡几个小时？

A. 六个小时　B. 七个小时　C. 八个小时　D. 九小时以上

5. 你吃早饭吗？（未选D的同学请跳过第六题）

A. 每天都吃　B. 有时候吃　C. 偶尔吃　D. 从不吃

6. 你不吃早饭的原因是？

A. 起床太晚了　B. 没时间吃　C. 不想吃

7. 你吃晚饭吗？（未选D的同学请跳过第八题）

A. 每天都吃　B. 大部分时间吃　C. 很少吃

D. 不吃

8. 你不吃晚饭的原因是？

A. 为了减肥　B. 以水果代替　C. 怕发胖

9. 下面几种食物中，你相对比较喜欢的是哪个？

A. 拉面、饺子　　B. 米饭、盖饭

C. 麦当劳、肯德基　　D. 烤串、涮锅

10. 你每周大概运动几次？

A. 三次以上　B. 两次　C. 偶尔　D. 从不运动

11. 大部分课余时间你在做什么？

A. 上自习　B. 逛街、玩　C. 上网　D. 兼职

身体指数

1. 你早晨起床的时候会否感到头晕？

A. 经常　B. 有时　C. 偶尔　D. 从不

2. 你每个月的例假是否准时？

A. 很准时　　B、基本准时　　C. 常常推迟　　D. 常常提早

3. 你是否有痛经的症状？

A. 经常　　B. 有时　　C. 偶尔　　D. 从不

4. 你是否曾怀疑自己得妇科病？

A. 是　　B. 否

5. 你是否为妇科病去过医院？

A. 是　　B. 否

6. 你平时化妆吗？

A. 每天化　　B. 有时化　　C. 偶尔化　　D. 从不化

7. 你认为化妆对你的皮肤是否确实造成了伤害？

A. 是　　B. 否

8. 你是否曾出现便秘的症状？（选C的同学请跳过第九题和第十题）

A. 是，常常　　B. 偶尔　　C. 没有

9. 你是否曾为此求医？

A. 是　　B. 自己调理　　C. 不管它

10. 你认为治疗这类疾病中医与西医哪个更值得信赖？

A. 中医　　B. 西医　　C. 不了解

11. 你每天使用电脑的时间平均是多少？

A. 三小时以下　　B. 3～5小时

C. 6～8小时　　D. 8小时以上

12. 你在使用电脑时有否出现如下情况？（多选）

A. 腰酸背痛　　B. 手指肿胀

C. 头晕、恶心　　D. 思维混乱

13. 你是否会在使用电脑过程中暂时离开休息一下？

A. 不会　　B. 偶尔会　　C. 常常

14. 你的视力如何？

A. 很好　　B. 轻度近视　　C. 近视较严重

D. 其他眼病

15. 你认为自己的健康状态是什么？

A. 很健康　　B. 亚健康　　C、不健康　　D、大病边缘

心情指数

1. 你对自己：

A. 很不满意　B. 不满意　　C. 满意　　D. 很满意

2. 你觉得你的生活：

A. 很不充实　B. 不充实　　C. 充实　　D. 很充实

3. 你有没有试图想改变现实状况？（选 A 的同学请跳过第四题）

A. 从来没有　　B. 偶尔有想过　　C. 常常有

D. 天天想

4. 你改变你不满意的现实：

A. 几乎没啥改变　　B. 有改变，但很少

C. 有一定程度的改变　　D. 很大的改变

5. 你跟周围的人相处：

A. 很不好　　B. 一般　　C. 好　　D. 很好

6. 你觉得你在同学和朋友之间：

A. 很不受欢迎　　B. 不太受欢迎

C. 一般受欢迎　　D. 很受欢迎

7. 你的好朋友的数量：

A. 没有　　B. 1～3个

C. 4～10　　D. 10个以上

8. 你觉得你的人际关系：

A. 很需要改善　　B. 需要改善

C. 需轻微改善　　D. 不用改善

9. 你的内心：

A. 总觉得孤单　　B. 常觉得孤单

C. 偶尔孤单　　D. 从不孤单

10. 你与异性交往时常常觉得：

A. 很不自在　　B. 有点不自在

C. 自在　　D. 很自在

11. 你常常觉得压抑吗？

A. 常常觉得　　B. 偶尔　　C. 很少

D. 从来没有

12. 你觉得你的精神状态：

A. 很不好　　B. 不好　　C. 好　　D. 很好

13. 你会觉得注意力不集中、烦躁、爱发脾气吗？

A. 总是觉得　　B. 经常觉得　　C. 偶尔觉得

D. 从不觉得

14. 你晚上睡眠：

A. 易醒且常做梦　　B. 常常很不好

C. 偶尔会睡不好　　D. 质量很好

15. 你对某些情况或者某些事物很敏感或反应过度？

A. 经常这样　　B. 大部分时候

C. 偶尔会　　D. 从来不会

16. 你觉得你现在正在做的事情：

A. 很没意思　　B. 没意思　　C. 有意思

D. 很有意思

17. 你对自己的评价：

A. 很没价值　　B. 没多大价值

C. 有价值　　D. 非常有价值

18. 你对生活：

A. 很没信心　　B. 没信心　　C. 有信心

D. 充满信心

04. 学院生活常见问题

1. 自我意识的矛盾

渴望独立，但又常受父母等的管制，因此尽管有时觉得父母的观点是正确的，但还是对父母等的建议有逆反情绪。

理想和现实的差距。理想的大学时光本应是青春如歌、岁月如画，给人无限美好的回忆，可是现实中，总觉得现状不好却又懒于改变，慢慢地对自己越来越不满，看见别人忙碌而充实自己却无所事事一事无成，进而产生自卑、自信心丧失等问题。

2. 人际交往问题

高中时，大多数人埋头学习，人际关系相对来说不是生活的大部分，但是进入大学校园以后，面对来自天南地北、性格爱好各异的人，有些人不擅长处理人际关系从而出现自闭、抑郁等心理问题。

3. 焦虑症

医学上的焦虑是指个人面对心理上的挫折、困难和压力时所呈现的心情反应，这种主观的感受因人而异，总体来说，产生的身体症状诸如肌肉紧张、容易疲劳、头痛、呼吸急促、心悸、肠胃不适和睡眠品质不佳；心理症状则有无法控制的担心、注意力不集中、烦躁不安和易发脾气等。近年来，由于学习、恋爱、工作等压力增大，很多大学女生常常觉得很有压力，进而会产生暴躁、易怒等症状，严重的发展成焦虑症。

4. 神经衰弱

神经衰弱导致的心理异常有：自控能力下降、易烦躁、对刺激物的感受性异常增高，特别敏感，失眠、多梦易醒，头部持续性钝痛，头昏脑胀，注意力涣散，记忆力减退等。

5. 抑郁症

近年来大学校园里常有自杀等事件发生，其中部分是因为抑郁症。而在学习和工作等的压力下，不少人有不同程度的抑郁症表现，抑郁症主要表现在情绪低落、对任何事物都丧失兴趣、联想能力降低、思维行动反应缓慢、自我评价低等方面，已成为困扰当代大学生的一大问题。

请将调查表撕下或复印填写，寄至以下地址：

北京市海淀区文慧园北路甲22号

中国医药科技出版社·中医药文化编辑中心602室

邮编：100082

或以电子邮件方式，标题注明“健康问卷”，将选项结果发送至以下邮箱：

E-mail：tyxf10@126.com

祝：身体健康，生活阳光！

专家评语

我最近有机会先后读了三本有关傅青主的著作，一本是南京大学出版社出版的魏宗禹的《傅山评传》，一本是中国中医药出版社出版的吴中云的《传奇傅青主》，一本就是您的《子宫好，女人才好》了。作为一个中医专业编审来说，我最喜欢的还是您的这本书。

我觉得《子宫好，女人才好》成功之处有三：一是语言流畅，如拉家常式的叙述，使人读起来没有一点疲劳的感觉；二是在拉家常中揭示了不少重大健康问题、严重的社会问题、医学前瞻问题，平凡中见非凡，读后还能使人有不少值得思考与咀嚼的地方，甚至还有再读一遍的欲望；三是对傅青主的专业学术思想拿捏得非常准确，为此我又读了一遍《傅青主女科》，认为这种直觉完全是对的，并且，还通过“王氏女科”的阐述，对傅氏医学做了极致的发挥，体现了书稿的时代性。

——著名中医学者 编辑专家 张年顺

其对妊娠呕吐，保胎法则，子宫功能的理解，观面望诊的经验等，皆见解独特，大异其趣。其来源于基层，正为大雅之堂所未见，其来源于民间，正为经院学府所未闻，心中不由大声喊出，越是民族的，越是世界的！希望通过田原的寻访，通过《中医人沙龙》，把民间中医的奇珍异宝贡献于世，他们是朴素的，也是真实的，因而也是高贵的！

——著名中医学家 王琦

编者说明

2009 年 4 月，一个偶然的机缘，平遥道虎壁王氏女科进入了我们的视野。之后，作者多次深入实地，进行了深度考察和采访，包括查阅文献典籍等，做了大量案头工作，持续一年多时间，写出了口述访谈体《子宫好女人才好》一书。

书籍出版之后，收到了大量读者反馈，所产生的影响为我们所始料不及，包括有读者指出，书中所写的几位医者，只是“国家级非物质文化遗产——平遥道虎壁王氏女科”之一脉，不能代表其全体。这一点，作者田原女士已在前言中做了说明。访谈期间，王楷明兄弟也几次说过，王氏女科其它传人、尤其是长辈，医术造诣皆很深厚；希望作者能够采访他们，以更好地把“王氏女科”这一宝贵的中医文化遗产发扬光大。

时间关系，或者是机缘未到，作者尚未采访王氏女科其他传人。作为编者，我们对此也予以期待，以期更好地传承祖国医学文化，为更多的读者带来福祉。

希望读者，王氏女科传人，对此给予支持和理解。

特此说明。